Hilda Simões Lopes

A maçã da rainha má

Copyright© 2021 by Literare Books International
Todos os direitos desta edição são reservados à Literare Books International.

Presidente:
Mauricio Sita

Vice-presidente:
Alessandra Ksenhuck

Diretora executiva:
Julyana Rosa

Diretora de projetos:
Gleide Santos

Relacionamento com o cliente:
Claudia Pires

Capa, diagramação e projeto gráfico:
Gabriel Uchima

Foto da capa:
Pranjall Kumar

Revisão:
Rodrigo Rainho

Impressão:
Paym

Dados Internacionais de Catalogação na Publicação (CIP)
(eDOC BRASIL, Belo Horizonte/MG)

L864m Lopes, Hilda Simões.
     A maçã da rainha má / Hilda Simões Lopes. – São Paulo, SP: Literare Books International, 2021.
     14 x 21 cm

     ISBN 978-65-5922-088-5

     1. Literatura de não-ficção. 2. Sociologia. 3. Relações humanas.
I. Título.

                                             CDD 158.2

Elaborado por Maurício Amormino Júnior – CRB6/2422

Literare Books International.
Rua Antônio Augusto Covello, 472 – Vila Mariana – São Paulo, SP.
CEP 01550-060
Fone: +55 (0**11) 2659-0968
site: www.literarebooks.com.br
e-mail: literare@literarebooks.com.br

Hilda Simões Lopes

A maçã da rainha má

Nota da autora

Esse livro fala da vida usando contos. A linguagem é metafórica devido ao símbolo, com a amplitude de significados que abre, dizer o indizível. Considerando a Sociologia em seu aspecto "ciência dos costumes", e enfatizando como o fazer literário é também um fazer social, utilizarei aqui a Sociologia da Literatura. Ilustrarei minhas análises com material literário que reflete e aprofunda o enfoque de questões sociais.

Esses contos são fortes. Falam do lado perverso da vida, de relações humanas destrutivas e impeditivas de crescimento mútuo. A maioria dessas histórias é verídica. Como socióloga, eu me especializei em anomia social (desregramento na sociedade) e em anomia subjetiva (indivíduos de comportamento desregrado). Pesquisei delinquentes juvenis e condutas desvio, relações de família e de gênero, relações de trabalho e migrações. Sempre surpreendida com o sofrimento e as doenças desencadeadas nas pessoas por relacionamentos doentios, com maldades às vezes explícitas, outras vezes sutis e subterrâneas, praticamente invisíveis. Essas últimas – agora chamadas Abuso Emocional, ou Relações Tóxicas – estão cada vez mais presentes e mais refletidas, sobretudo na Europa.

A maçã da rainha má

Relações humanas são complexas. No mundo atual, onde tudo é fragmentado e escorregadio, com pessoas por demais desafiadas e por demais narcisistas, a complexidade aumentou. Uns e outros percebem-se por lentes distorcidas, e priorizam o uso e a utilidade do outro às emoções e aos afetos. O outro virou objeto, os indivíduos mais se buscam por conveniência do que por afinidade e sentimento. Hoje, para uma parcela de pessoas, vale mais quem lhes pode abrir caminho às ambições de ter, alcançar poder e de mais aparecer. Esses relacionamentos doentios, embora sob aparência sadia, aumentam em progressão geométrica; e a percepção dos pesquisadores de como a transformação de pessoas em "mercadoria ou objeto" – sempre vista com "revestimento" de normalidade – aponta um horizonte caótico para a humanidade: a multiplicação dos núcleos de Sociedades Grau Zero[*].

Quanto mais a sociedade adoece, mais fértil é o terreno ao Abuso Emocional. Seus venenos e ardis, sua violência e invisibilidade funcionam como as maçãs envenenadas oferecidas pela Rainha Má à Branca de Neve.

Tolstoi observou como *a pergunta essencial da História seguia sem resposta*. Parágrafos adiante, escreverá tal pergunta:

"*— O que é o Poder? O que é o Poder de um homem sobre os outros?*"

Ao fazer a pergunta, Tolstoi escrevia *Guerra e Paz* e analisava Napoleão, imperadores, ditadores, generais e chefes embebidos de Poder; ele abria as vísceras da miséria humana desde suas

---

[*] Uma Sociedade torna-se Grau Zero ao se aproximar da barbárie, devido à ausência de adequada ordem social, política e econômica.

Nota da autora

origens, prostituindo o Poder e estabelecendo relações onde uns trucidam aos outros. Sempre a Luta. Nação contra Nação. Crenças religiosas contra crenças religiosas. Ideologias contra ideologias. Tribos contra tribos. Classes sociais/raças/grupos, contra classes sociais/raças/grupos. Vizinhos contra vizinhos. Colégios contra colégios. Torcidas contra torcidas. Grupos de trabalho contra grupos de trabalho. Pessoas contra pessoas.

Mas, afinal, que "Poder" é esse?

Muito depois da obra de Tolstoi vem Hitler e, atônita, a humanidade se depara com barbarismos nunca vistos. O nazismo desencadeia a Segunda Guerra Mundial, cria os campos de concentração onde morrem quase seis milhões de judeus e cerca de três milhões de outras minorias raciais, e mais 60 milhões de pessoas. O que é, afinal, o Poder?

Hoje, em pleno terceiro milênio, o Poder segue matando, subjugando, torturando física e moralmente. Nas relações privadas e profissionais, nunca se viu tanta gente adoecendo emocionalmente e criando doenças físicas, muitas chegando à morte e outras se suicidando, por terem as emoções envenenadas por alguém próximo.

As "relações tóxicas" desestruturadoras e mortais – disseminam-se em nossa avançadíssima sociedade tecnológica.

Que Poder é esse que, sob a aparência de amizade ou amor, de companheirismo ou generosidade, vai "pingando veneno" no equilíbrio do outro, criando culpas inexistentes e fragilizando-o com lentidão e de modo crescente?

Falar em Poder é falar de relações humanas. O homem se relaciona horizontalmente, entre si; e se relaciona verticalmente, na hierarquia das lideranças.

A maçã da rainha má

Se perguntarmos por que a maioria das pessoas – seja com os demais, seja com quem é seu líder ou subordinado – não estabelece relações de respeito e humanismo, a resposta será: porque elas não conseguem.

E a explicação é simples: se você colocar uma pessoa numa encruzilhada e informar que ela encontrará o que busca indo pela estrada que vai ao bosque, e o que ela busca estiver na estrada a caminho das montanhas, ela jamais conseguirá alcançar o que deseja.

Essa é a situação da humanidade. A cultura, o *marketing*, os referenciais e condicionamentos, as palavras dos outros, os fatos sociais e tudo o mais direcionam ao caminho errado. Desde crianças, somos influenciados, nutridos e moldados pelas imagens e apelos do mundo externo. Nesse caminho, sob o domínio do "*plug*" que nos conecta ao mundo material através dos cinco sentidos, construímos nossos desejos e traçamos rotas de vida; somos comparados com outras crianças, somos desafiados a sermos "o" melhor, o "mais" em tudo. Ser menos é feio.

Ofuscados com os apelos sensoriais, vivemos anestesiados (an/extasiado), e tal qual náufrago se debatendo nas águas, as pessoas se debatem nas vaidades, nas ambições e nas invejas. A competição não tem limites porque você está na estrada do Poder, onde o comando é de quem mais tem, mais pode, mais aparenta, mais exibe. E nesse caminho – estimulado o tempo inteiro – uns esmigalham e destroem os outros, tanto na vertical quando na horizontal.

No mais fundo de si, permanecerá a ânsia por "algo mais" a ser aplacada para ir em frente. Então, vai-se adiante, ainda mais consumindo, amealhando, aparecendo, dopando-se com narcóticos, drogas químicas ou entorpecentes; ou criando torrente

Nota da autora

de doenças reais ou imaginárias, e indo em frente, silenciando como for possível o profundo vazio que grita mudo e urra dor que não vem do corpo, porque vem sabe-se lá de onde. E exige mais remédios, ou mais drogas, ou mais *shoppings*, ou quem sabe dançar mais, cantar mais, beber mais e mais para dormir, aquietar o que dói e não se pode arrancar.

De fato, não tem como arrancar da pessoa a própria essência. Não se pode tirar do humano – a obra-prima da natureza – a sua consciência, o seu Ser. E quando o Ser ficar imperceptível por estar atulhado pelos lixos do mundo externo, a pessoa que o abriga aniquila-se, desfigura-se e se estraçalha. É quando o ser humano faz de si alguém miserável e desprezível, até para si mesmo.

No último quartel do século 20, agigantou-se a Revolução Industrial, e com ela as multinacionais e as grandes empresas; estudos e pesquisas sobre as relações humanas dentro dos ambientes de trabalho cresceram e se sofisticaram. E se começou a falar na diferença entre Chefes e Líderes. Líderes são positivos, fazem seus colegas crescerem, aumentam a produtividade e a qualidade do ambiente, tratam os demais com respeito e ética, ouvem a opinião do grupo, estimulam o diálogo e são exímios em motivar seus auxiliares. Já os Chefes, esses, são autoritários e impõem ordens, pensam apenas em resultados e lucros. Enquanto Líderes tratam os demais como colaboradores, os Chefes tratam-nos como subordinados. Se a empresa tem sucesso, o Líder coloca o grupo como responsável; onde há um Chefe, os sucessos são apenas dele. Evidenciava-se como a velha postura de Comandante dono do Poder era uma trave ao fluir das boas relações nas empresas, e, inclusive, refletia-se na saúde das pessoas, na qualidade do trabalho, na produtividade e no crescimento e sucesso das organizações.

A maçã da rainha má

Aprofundou-se desde então a busca por Líderes para substituírem os antigos Chefes. Cursos, seminários, treinamentos diversos. Essa consciência tornou-se cada vez mais falada, pesquisada e aprofundada. Mas a presença de Chefes seguiu viva.

Tolstoi, há mais de 150 anos, não falava de Líderes, falava de Chefes. Mas embora hoje o mundo empresarial venha dando a contribuição de mostrar ao mundo o malefício de Chefes embriagados pelo Poder, eles seguem atuando.

A "ânsia" pelo Poder aparece em todos os lugares, classes e tipos de relações; independe de sexo ou idade, e ocorre em parlamentos, foros, tribunais, escritórios, em Universidades e hospitais, em companhias de teatro, dança, entre músicos de uma orquestra ou entre bancários ou balconistas de uma loja.

E, ainda no mundo empresarial, nas relações de família e de amizade, segue a luta, em geral muda e disfarçada para dominar, submeter, comandar. O Poder dos ditadores, o Poder dos políticos absurdos, o Poder dos colegas de empresa, o Poder do marido ou da mulher, o Poder do amigo ou do jurista que subjuga não é Poder. É, apenas, um Poder invertido, é um Poder Absurdo.

Usando fios invisíveis, o predador domina o outro com palavras sem sentido claro, gestos, silêncios opressores nunca explicados, ações ou omissões constantes e quase intangíveis. Como a conduta violenta não é exteriorizada, quando a vítima se queixa ou se deprime, é dita doente, neurótica, ou mesmo louca. E cada vez mais fragmentada, a pessoa fica à mercê do predador.

Segundo a psiquiatra francesa Marie-France Hirigoyen, *"o abuso emocional é um assassinato psíquico. Nele, os predadores começam com uma simples falta de respeito, uma mentira ou uma manipulação. Não achamos isso insuportável, a menos que sejamos*

Nota da autora

diretamente atingidos. Se o grupo em que tais condutas aparecem não se manifesta, elas se transformam progressivamente em condutas perversas ostensivas, que têm consequências graves sobre a saúde psicológica das vítimas. Não tendo certeza de serem compreendidas, elas se calam e sofrem em silêncio. Os abusadores precisam rebaixar ao outro para obter autoestima, e, com ela, adquirir poder, pois são ávidos por admiração e aprovação".

Bem conhecemos a violência explícita. Mas é importante sabermos que, muitas vezes, a perversidade chega mascarada e por caminhos imperceptíveis aos sentidos físicos. Com face de "boa madrasta", o predador chega oferecendo uma bela e suculenta maçã envenenada.

Sumário

Parte 1

Conto 1
Expulsão..19

Conto 2
Desterro..25

Conto 3
Rumo..33

Conto 4
Pedras..39

Conto 5
Banquete..47

Conto 6
Papéis 53

Conto 7
Sangue 59

Conto 8
Programação 69

Conto 9
Etiquetas 75

Conto 10
Olhos 81

Conto 11
Fios 87

Conto 12
Desvio 97

Conto 13
Marcha à ré 105

Parte 2

Ser ou não ser Sísifo..................115

1 - O poder absurdo..................119

2 - O amor absurdo..................139

Conto 14
Yonna..................163

Parte 3

3 - O ser absurdo..................171

Concluindo..................197

Parte 1

Conto 1

Expulsão

Quando pesquisei menores infratores, descobri um mundo que raramente vemos. Para desenvolver a pesquisa, fiz dois grupos: um grande (o grupo base), com delinquentes. Outro menor (o grupo controle), com adolescentes que viviam na mesma e perigosíssima comunidade de jovens infratores, periférica à Brasília; esses menores, que me foram indicados pelo setor de orientação educacional da escola, o maior antro de drogas e problemas daquela cidade satélite, além de não delinquentes, tinham ótima avaliação na escola. Todos eram muito pobres, sendo que os do grupo controle tinham renda familiar per capita ainda menor do que os do grupo base.

Uma das meninas, com 13 anos, que entrevistei no grupo base (delinquentes), falou assim: *"Com 11 anos, fugi de casa. Perambulando pelas ruas, três homens me pegaram e me violentaram. Fiquei caída num mato, no outro dia um homem me achou e me levou para casa. Meus pais, ao saberem o acontecido, me correram de casa. Segui vadiando e quando uma radiopatrulha da polícia me encontrou, eu falei que não tinha endereço. O guarda disse: Melhor do que vadiar assim, é ir pra zona. Lá me largou e fiquei como prostituta. Depois fugi... Com o dinheiro? Eu tomava*

A maçã da rainha má

um táxi e rodava de automóvel até gastar tudo. Às vezes, quando tinha bastante dinheiro, eu ia e voltava a Goiânia, no mesmo dia. Adoro andar de automóvel...". Essa menina, grávida, tinha sido detida na rua, por drogas e prostituição.

Já no grupo controle (não infratores), de um menino de família em extrema pobreza, ouvi: *"Meu pai e minha mãe dizem que o que mais desejam na vida é me ver formado numa Faculdade. Eles se orgulham de mim. Por isso, tenho certeza de que vou conseguir ser médico".* E, certamente, com a organização e o afeto que detectei em sua família, ele deve ter-se tornado médico; entre outras coisas, me disse: *"Nunca passei fome, mas tenho certeza de que meus pais sentiram fome para que eu e meus irmãos nos alimentássemos".*

Por que eu conto histórias tão tristes? Porque ambas são de menores paupérrimos, mas enquanto o menino é forte e busca a vida, a menina é frágil, e busca a destruição. Ele teve comida e afeto, ela não. Se eu lhe contar entrevistas com infratores de classe média alta, será igual: alguns a caminho da destruição e só querendo sair dali para seguir no crime, outros querendo mudar, chorando e pedindo ajuda. Esses últimos são infratores com baixo grau de anomia; os outros, frios e perigosos, são os que têm altíssimo grau de anomia. Qual o diferencial entre uns e outros?

A anomia subjetiva se avalia por testes que colocam a pessoa em algum dos cinco patamares da "conduta desvio". Simplificando, quanto mais alta a anomia, maior o grau de violência interna, e, também, maior a ausência de laços afetivos na vida do menor. Para vários deles, quando eu perguntava *"qual a pessoa, na história de sua vida, seja de sua família ou não, de*

Parte 1

quem você tem saudade?" Respondiam: *"De ninguém".* Eu seguia usando mecanismos para estimular uma lembrança agradável, um momento, ou mesmo um fiapo de sonho bom construído em algum instante. Nada. O vazio de emoções, minimamente agradáveis, era total. Ao contrário, à medida que ia caindo o grau de anomia pessoal, os afetos, tais quais figurinhas inseridas num filme, iam aparecendo: uma avó, uma vizinha, a madrinha.... Foi difícil esconder a emoção quando um infrator me disse: *"Só lembro do meu irmão; foi horrível seguir adiante quando olhei para trás e vi meu irmão chorando na porta quando fui embora de casa".* A conclusão, eu ouvi de um deles: *"Ser pobre não é a última coisa do mundo. Dinheiro não dá felicidade. Só ajuda".* Complementada pelas palavras de uma adolescente de classe média alta, dependente química: *"Os pobres recorrem (se drogam) por pobreza, e os ricos, por falta de carinho".* Naturalmente ela conhece drogados pobres, mas desconhece como a desestruturação afetiva e os maltratos recebidos é que foram os fatores desencadeantes da conduta desvio, que – e nisso ela está certa – foi condicionada pela pobreza.

E, de fato, em pesquisas qualitativas, que vasculham a fundo as vidas dos meninos carentes e não carentes – de conduta desvio e de conduta regular –, fica muito claro que o fator desencadeante da conduta irregular é "ser gente onde se é tratado pior que bicho". Acredito que nesses menores as emoções não tenham sido aniquiladas, ao contrário, acho que foram "entrouxadas"; mas, pela impossibilidade desse "desentrouxar o lugar onde se esconde o próprio coração" acontecer, esses menores entregam-se às Expulsões de um viver pródigo no uso do verbo Expulsar.

A maçã da rainha má

E a vida empurra, expulsa e conduz ao aniquilamento completo; ou leva até quando algum elo da corrente se rompe, e a pessoa ganha amparo e começa a se buscar. E passa a se "desentrouxar", a colar pedaços e a se descobrir para, enfim, Ser.

Expulsão

Porque a mãe tinha medo, a filha mais velha cresceu em coragem e a do meio em chantagem, e a menor fez-se exímia em provocar a ira do irmão especialista em culpar o primo masoquista e estimulador das crueldades da madrinha sempre ocupada em rir da própria irmã, onde a perversidade se escondeu em suspiros de autopiedade para manipular os filhos crescidos em culpas e culpas e tantas culpas, de modo a para sobreviver um morrer de overdose e outra sumir na prostituição, e outro se fazer bandido e desaparecido deixando três órfãs das quais a primeira sucumbiu tuberculosa e a segunda foi presa e a terceira virou confeiteira e mãe de um filho carteiro e outro vendedor de pastel, o qual se casou com mulher idiota de onde o futuro boticário, pai de revolucionário de vida em exílio, onde conhece a espanhola e nasce o menino dançarino, o qual vem morar no Brasil e passa correntes no sangue e diz basta à expulsão, a da barriga da mãe, a da casa para o colégio, a do colégio para a Universidade, daí ao trabalho, e a outra família, e mais outra, e do trabalho para casa, e da pele lisa à enrugada, dos cabelos negros aos brancos, das pernas à bengala, do sono às noites em claro, ao terror da morte, a ex-pulsão. E o menino dançarino dançava e bailava,

A maçã da rainha má

e de seus pés brotava a grande Pulsão, o segredo e o mistério da vida a expressar a sua música e a sua voz, sua essência e seu Ser, pulsando e dançando a própria Pulsão.

Conto 2

Desterro

A menina personagem de **Desterro** cresce com pena dos exilados, mas descobre que na vida há gente "cheia de vida viva" e gente "cheia de vida morta": pois *as mudanças, os entendimentos e os sonhos eram cheios de vida viva e também de vida morta, e quem não mudasse, não entendesse e não sonhasse com olhos na vida viva fazia-se desterrado ou aos outros desterrava*.

Essa "antropofagia" transversa, fragilizando ao outro de modo escamoteado, esmigalhando-o como se não o esmigalhasse e dilapidando seu equilíbrio e sanidade, chama-se Abuso Moral. Cada vez mais presente na pós-modernidade, essa forma de Abuso, além de presente nas relações de família, faz grande número de vítimas em empresas, ambientes de estudo e grupos diversos, a lista é interminável...

Conheci, como pesquisadora e professora da Universidade, vítimas e predadores. Pessoas que ficaram depressivas, pessoas que adoeceram, algumas gravemente, na angústia e ansiedade desencadeada pelo chefe de departamento, pelo coordenador do curso, ou mesmo pelo colega amigo e solidário que foi inoculando inseguranças, culpas e medos. Numa época em que não havia computador, vi relatórios serem entregues, ou encontrados, com as principais páginas sumidas

A maçã da rainha má

em todas as cópias, para desespero absoluto de pesquisadores. Em geral a prática era feita por inveja da competência alheia, mas também vi isso acontecer porque o pesquisador não aceitou participar de desvio de verba e exigiu lisura sob ameaça de fazer denúncia.

Em Sociologia, diz-se que *"numa sociedade anômica, ascendem mais facilmente indivíduos também anômicos"*. Equivale a dizer que num meio sem regras e respeito, o mais provável é que os melhores cargos sejam ocupados por pessoas sem princípios e sem ética. Hoje, terceiro milênio, mesmo com os RH bem treinados, médicos de trabalho, psicólogos e uma efetiva estrutura de controle, predadores ainda perseguem e submetem vítimas em ambientes de trabalho.

Pesquisadores dizem que, numa empresa, a violência e a perseguição nascem do encontro do desejo de poder com a perversidade. Heins Leymann, que pesquisa a psicologia do trabalho na Suécia, qualifica esse processo de "psicoterror". Hoje em dia, em inúmeros países, sindicatos, médicos do trabalho e as organizações de planos de saúde começam a se interessar pelo fenômeno.

A psiquiatra francesa Marie-France cita o caso de uma cliente: *"Cecília é bonita, casada, três filhos. O marido, arquiteto, enfrenta problemas profissionais e ela procura um emprego. Ela tem educação refinada, é elegante, boas maneiras, expressa-se bem. Como não tem diploma superior, consegue um cargo de menor valor. Desde que entra na empresa, as colegas a deixam de lado. Logo, frases como: 'Não é com o dinheiro que ganha que você compra suas roupas'. A chegada de uma chefe nova, seca e invejosa, acelera o processo. Retiram-lhe as últimas tarefas interessantes e ela se vê na condição de empregada doméstica do serviço. Quando protesta, ouve: 'A madame é exigente, não quer fazer trabalhos inferiores'. Cecília, que nunca teve muita autoconfiança, não entende bem o que se passa e tenta demonstrar boa vontade, aceitando*

Parte 1

tarefas ingratas. Depois se culpa: 'A falha é minha, eu é que devo ser desajeitada'. Nas raras vezes em que pede explicações, a chefe comenta friamente que ela não passa de uma desajustada. Então, ela vai se calando e se deprimindo. Vai ao médico, que receita Prozac. Mas é ineficaz. Termina indo para o psiquiatra". Cecília foi vítima de abuso moral. Era uma pessoa tranquila que se tornou angustiada e depressiva, e passou a viver dopada por medicamentos.

Há inúmeras formas de agressão no trabalho e a literatura sobre o tema é abundante. Esse tipo de agressão é praticada de modo subjacente, na linha da comunicação não verbal: suspiros repetidos, erguer de ombros, olhares de desprezo ou silêncios subentendidos, alusões desestabilizantes ou malévolas, observações desabonadoras. As vítimas vão adoecendo. Sempre, na primeira fase, a vítima fica paralisada; e na segunda fase começa a destruição. Algumas terminam com doenças sérias, outras se suicidam.

Nos estudos da anomia social, estudamos os conflitos sociais e subjetivos, e condutas desviadas que vão do crime hediondo às condutas abusivas; nessas últimas, em geral a vítima não percebe que está adoecendo por ter próximo de si alguém destrutivo e que pode – e muitas vezes consegue – ocasionar sua morte. Tal situação aparece muito na literatura, por exemplo: o conto de Machado de Assis, A Causa Secreta.

E veja a reflexão da personagem de Clarice Lispector, no conto Obsessão: *"E, agora sei, tanto procurou me esmagar e humilhar-me, porque me invejava. Desejou acordar-me, porque desejava que também eu sofresse, como um leproso que secretamente ambiciona transmitir sua lepra aos sãos".*

Para a inicialmente citada personagem de Desterro, a vida é viva quando a pessoa está sintonizada em sua vida interior e, em algum momento, buscou aquilo que "faz cantar sua alma", e a

A maçã da rainha má

isso se dedica. É assim a pessoa com propósito de vida, a pessoa que deseja "se colocar" na vida de maneira a enriquecê-la. Pessoas assim vivem sintonizadas no próprio Ser, e não na idolatria ao mundo do ter, do poder e do parecer.

Pode-se dizer que tais pessoas preferem ser uma "tela de Van Gogh" com uma moldura "simples" a uma "gravura de quinta categoria numa moldura de ouro". Preferem ser "cheias de vida viva" a "cheias de vida morta". Porque, em verdade, a vida externa é a moldura. Dificilmente um predador conseguirá colocar abaixo quem vive seu propósito, ou seja, quem é "cheio de vida viva".

Desterro

esde pequena perdia-se a olhar o quadro onde o burrinho com a mulher de filho ao colo ia vigiado pelo homem de cajado na mão. Ajoelhava-se na cadeira à mesa e manejava os lápis tentando reproduzir a gravura, e sempre ficava ruim, e sempre outro papel e nova promessa de ter para si o homem, a criança, a mulher e o burrinho de pescoço espichado, cansado, corpo escondido pelo manto azul anil da mulher. E por horas ali, a menina, os lápis, o azulão meio apartado pela importância da cor, e as bolas de papel amassado aumentando feito a esperança a cada página em branco, agora você consegue, agora você os terá. Guardaria sua reprodução em cima da mesa de cabeceira e não sabia o motivo, mas seria bom, seria um bom ainda melhor que a rapa do requeijão quente na panela de ferro.

Certo dia, alguém a viu copiar a gravura e falou ser Nossa Senhora do Desterro, sabia-se lá desde quando a puseram no casarão da fazenda, e o menino era Jesus e o homem São José, e fugiam de um rei malvado. E era milagrosa, e por que ela copiava? Se dela gostava devia rezar, bem melhor que ficar assim, perdendo tempo e papel e ainda esparramando bagunça na sala de visitas. Mudou o sabor de seus desenhos, mas ainda tentava, o lápis anil a postos, as bolas de papel embaixo da mesa e um gosto de coisa

A maçã da rainha má

errada, copiava e copiava e sempre meio escondido e sempre muito envergonhada. E quando ouvia as vozes da gente grande vindo à sala, sumiam apetrechos da gaveta e ficava pensando em para onde iam a Senhora com o filho e o homem do cajado, coisa horrível o tal exílio, ser expulso da própria terra.

Pois era como lhe tinham explicado o Desterro, e daí se imaginava prisioneira de lugar estranho, sem os cardeais e os quero-queros, sem o pôr do sol lá onde o céu e os campos se abraçam, proibida do arroio e do casarão de paredes grossas e vidros riscados com os mesmos nomes das pedras do cemitério da família. E só de pensar abotoava-se o estômago, afinal, quem eram os desterrados?

De tudo, menina, de tudo, gente boa e gente ruim, gente palerma e gente apaixonada, e alguns, acredite, devido a quererem o melhor para os seus, terminaram no Desterro. Ela apertava a barriga, sentia a carne do medo e seguia perguntando daqui e dali, e delineava pensamentos e entendimentos, e as perguntas cresciam e nelas ela se enredava e nelas adormecia. E sonhava.

Ser desterrado era ficar preso no diferente, viver com quem era diferente, gente esquisita a desejar diferente, julgar diferente, dar castigo e abraços por motivos diferentes e para quem nossas palavras seriam feias ou erradas ou ridículas, e todo o resto e ademais também seriam diferentes. E assim foi como cresceu olhando a Senhora e o menino e o homem e o burrinho, e virou adulta desse jeito e de tal modo esse jeito a alimentou que um dia percebeu como para ser desterrado não precisava de exílio, bastavam sentimentos; para estar num lugar não precisava lá estar, se lá se sentisse, lá estaria.

Não é que nunca se dera conta? E ela pensava e quanto mais pensava mais certeza tinha, havia camadas e camadas de Desterro

Parte 1

e elas estavam cá e acolá e bem aqui e logo ali. E havia camadas nas horas e eram as do tempo e ficava-se desterrado por mudanças feitas ou não feitas, por entendimentos abortados ou alcançados e por sonhos mantidos ou abandonados, pois as mudanças, os entendimentos e os sonhos eram cheios de vida viva e também de vida morta, e quem não mudasse, não entendesse e não sonhasse com olhos na vida viva fazia-se desterrado ou aos outros desterrava. E havia as camadas onde se estava e eram chamadas de espaço, e nelas se ficava desterrado por casas cheias ou vazias, por linguagens de embalar ou de aleijar, por luminosidades ou por cortinas fechadas, pois os abrigos, as falas e as claridades eram tão cheios de vida viva quanto de vida morta, e quem não se abrigasse, falasse ou claridade buscasse fixando a vida viva, fazia-se desterrado ou aos outros desterrava.

E só então enxergou a avassaladora presença dos perdidos da vida viva e eles eram os desterrados, e eram cheios de vida morta e a inconsequência maior não era a morte, pois a morte é a possibilidade da vida, mas era que suas vidas sendo feitas de vida morta eram apenas morte disfarçada de vida. "A que ponto chegamos", ela pensou, falsificou-se a vida e se vive a falsa vida igual fosse a verdadeira. Então soube como os desterrados, feito a Senhora com o menino e o homem de cajado, eram diferentes dos outros desterrados que se pensavam vivos bem vivos, mas eram vazios de vida viva e cheios de vida morta.

E ela não mais teve pena da Senhora do Desterro.

Conto 3

Rumo

umo é a história das famílias do campo que emigram em busca do sonho. A má estrutura rural e a modernidade urbana – luz, televisão, telefone – seduzem e jogam as pessoas nas cidades. Tais quais besouros ofuscados por luzes, os migrantes abandonam o chão conhecido e se amontoam nas periferias. De um lado, carência de estrutura e emprego para absorvê-los. De outro, na migração rural-urbana, os moços vão para as cidades tentar nova vida e deixam velhos e doentes no campo.

Quando eu fazia mestrado na Universidade de Brasília, tive uma doméstica do sertão nordestino. Era uma boa menina, 18 anos, vinda em pau-de-arara, procurando nova vida. Empregou-se onde seria escrava. Quando veio trabalhar comigo, emocionou-se porque lhe dei roupas, quarto para dormir, comida igual a nossa, salário decente e, sobretudo, atenção e respeito. Ela tinha as pontas dos dedos queimados pela água quente que a patroa anterior lhe despejava nas mãos; dormia no corredor da entrada de serviço e quase nem tinha o que vestir. Foi-me indicada pela empregada da vizinha, que me sabia procurando uma doméstica. Há oito anos vivia onde sofria maltratos verbais e físicos. *"Por que você não saiu antes?"*, perguntei. *"Mas*

A maçã da rainha má

ela me dava casa e comida", dizia, acrescentando: *"E eu sou fraca e atrapalhada, não sei trabalhar direito"*. Diante de mim, uma menina vítima de abuso, ao início emocional, que, depois de testada pelo sadismo da patroa, virou violência física. Considerando-se menos que nada, teria ficado para sempre naquela casa se a doméstica da vizinha não houvesse intervindo.

Em Rumo, conto sobre a fuga do campo para a sedução da cidade. É o somatório de vários casos vistos e ouvidos no período em que pesquisei migração rural-urbana no Rio Grande do Sul. Nesse caso, não temos um predador físico, mas temos uma conjuntura predadora onde ausência de ensino e cultura é terreno fértil para o abuso. Quando pesquisei a cultura pomerana – colonos alemães que eram agricultores e se tornaram plantadores de fumo – o abuso era de grandes empresas sobre pessoas sem instrução, agricultores. Seduzidos pela promessa de enriquecimento com o plantio de fumo, os pomeranos abandonaram as culturas de que viviam, inclusive os plantios de subsistência; terminaram conhecendo a fome, o fumo era desvalorizado e eles tinham de comprar nas vendas, desde as batatas ao frango e aos ovos; a antiga fartura tinha terminado sob o feitiço de um sonho que virou pesadelo. Eles viviam jogando, as meninas se prostituíam, o alcoolismo se disseminava.

Esse tipo de "terreno social" fértil ao abuso é uma das variáveis desencadeadoras da manipulação refinada de nossos dias. A cidade dificilmente os aproximará da vida digna, e os migrantes, junto com os sonhos, irão perdendo a si mesmos e se enrijecendo na dor de suas memórias.

Rumo

ra uma vez o campo.

Casinhas cobertas de santas fés semeadas nos pastos e uma gente de pele crestada por vento e sol. Gente que quando adoecia tinha a companhia da vizinhança, sempre aparecia quem cuidasse do doente e confortasse a família, mulheres para fritar pastéis ou se fechar nos quartos murmurando segredos, mulheres para rezar. Nesse tempo só ligavam o rádio para ouvir o repórter Esso e as novelas, e, nas mortes, enquanto um grupo chorava com os inconsoláveis, outro tomava mate na roda dos mais compostos.

O tempo ali não passava, tudo era sempre igual. Quando a televisão chegou trouxe a mudança e revolveu os avessos, as pupilas, e o jeito de ser daquela gente. Então chegou o tempo de as mulheres só falarem nas artistas, de espicharem as páginas de O Cruzeiro e o jornal de embrulho do sabão grosso em busca de novidades. E os homens bebiam mais pinga, angustiados, as carnes daquelas fêmeas davam febre até nos ossos.

E quando entardecia as casas acolhiam com respeito a hora das novelas, a noite ia passando e a cidade cheia de cores e luzes entranhava nos homens, nas mulheres e nas crianças. E eles, revestidos a berro de boi, vento, segredo de compadre e de comadre, iam se encolhendo, e quando dormiam era igual estivessem engasgados

A maçã da rainha má

por cheiro de bosta, gosto de banha e rigidez de couro, tentando voar com mulheres de boca polpuda e úmida, corpos sinuosos e muitos seios. Acordavam num sobressalto e enquanto os homens apalpavam as carnes ásperas de suas fêmeas, as mulheres achavam que estavam ficando machonas e a criançada se confundia com tantos peitos em que pelo meio da noite mamava e submergia.

Alício, por essa época, passou a ter fundas olheiras e a sempre mais emagrecer. Geneci, a mulher, mandou-o procurar médico, devia estar com doença braba. Alício acendeu o palheiro, chupou a bomba e buscou a sombra do jacarandá. Fechando os olhos reviu o sonho da noite. Ele a deslizar nas águas de Copacabana e aqueles edifícios com ancas e peitos de mulheres peladas, espichando braços, línguas e coxas.

Primeiro os mais jovens, depois os ainda moços, todos começaram a se ir. Sumiam, engolidos pelos mais variados nomes de cidades. E entrava a primavera quando Alício, Geneci e os quatro filhos tomaram o rumo. No caminho, ele explicava ter chegado o tempo de gente como eles, de boa cabeça, pulverizar-se nas cidades igual semente em lavoura. Erguendo a voz dizia não precisarem medo, até arranjar serviço se esparramariam pelas casas dos conhecidos, lá estava cheio deles.

Há um mês moravam na vila Princesa, barraco de parentes. Exaurido na busca por emprego, Alício chegava em casa para dormir e nem mais sonhava, a cabeça era de pedra. Alguns meses adiante arrumou serviço em construção e foi quando voltou a pensar na mulher feita de coxas, bocas e seios. Era um devaneio tímido, esboço de cores pálidas, mas ele já decidira, quando ganhasse dinheiro entrava nas carnes daquela mulher. E tentava reconstruir os desejos enquanto a dor na coluna e

Parte 1

a discussão das filhas por causa do preço do batom faziam-no afundar a cabeça na almofada de onde saíam pedaços de sebenta lã de ovelha.

Passados dois meses, alugou apartamento em conjunto habitacional, com pracinha no meio de blocos e corredores longos e escuros igual cascavel. Encontrava o pessoal do campo em aniversários e mortes, as distâncias eram grandes e o transporte, caro. Alício mal falava com a vizinhança, todos saíam ao clarear do dia e chegavam com a noite, carregando o de comer em pacotes e um sono descomunal. Assunto mesmo os moradores só tinham quando a podridão invadia algum andar, aí tudo se invertia e era tempo de silêncio por dentro e fala por fora que mais outro velho morrera sozinho, sabia-se lá havia quantos dias. Nas próximas noites andariam mais lentamente e trocariam palavras uns com os outros, coisa séria, esses velhos de agora. Era um problema, a putrefação custava a sair, invadia até as paredes.

Os filhos de Alício seguiram a própria vida e Geneci morreu. Aposentado, ele seguia morando no mesmo lugar e até por vezes visitava dois vizinhos. Foi no ano anterior que enfim trocou de apartamento. O outro, onde morou com a família, era escuro, luz não chegava. Agora Alício vive onde o sol bate na cozinha entre as dez da manhã e as onze e quarenta e cinco. É uma nesga iluminada que engorda até alcançar a extremidade do fogão e encobrir a cadeira onde senta na hora do mate. Em junho, julho, agosto e parte de setembro, a faixa de sol torna-se fina igual cinto, mas ainda assim ele se acomoda e dorme olhando o pé riscado de luz e a pensar no quanto sua vida melhorou.

O que Alício não entende são as imagens cravadas nos sonhos. A imensa mulher nua a flutuar com o corpo cheio de bocas

A maçã da rainha má

arrotando velhinhos podres. Carnes, tripas e ossos rolam pelo chão e sobem no rumo das nuvens. Alício estremece, põe a mão encurvada nas sobrancelhas igual mirasse campos até o horizonte e olha o risco iluminado.

Conto 4

Pedras

Em crianças, em geral, enxergamos a bondade do mundo. Ao crescer, nos deparamos com a complexidade da vida. Momentos duros, perplexidade, desafios e decepções, o pacote chega completo pelo meio das fantasias, do romantismo, das descobertas e das alegrias. E pouco a pouco vamos colocando lentes meio "distorcidas".

Adquirimos uma espécie de "miopia" que, em geral, trata-se de uma distorção autocriada, para que possamos nos integrar ao "jogo social da vida" sem maiores sofrimentos.

Mas crianças não nascem com tal miopia. E se dividem entre as pessoas que, feito nós, terão "miopia social", e as de sensibilidade aguçada, que, além dos colos macios e das rendas, irão perceber e enxergar "as pedras". Como dizia Fernando Pessoa: *"Somos todos míopes, exceto para dentro. Só o sonho vê com o olhar"*.

Tive uma aluna de Sociologia no curso de Filosofia que fazia parte de uma espécie de "tribo". Comum à época, ela, como outros jovens, vestia-se toda de preto, com muitas correntes, cabelos roxos e verdes, botas também com correntes. Era muito inteligente e muito triste. Não falava com os colegas, só com o namorado,

A maçã da rainha má

um homem imenso, também de preto, cabelos verdes e cheio de correntes, que sempre a esperava junto à porta.

Eu enfocava as relações humanas em profundidade, sentia que os alunos ficavam concentradíssimos, às vezes, lágrimas nos olhos. A menina de preto a cada aula sentava mais para a frente; terminou na primeira fila e, tímida, sussurrava perguntas que só eu ouvia. Eu encerrava uns minutos antes, e ficava respondendo, ela, na verdade, queria falar de relações humanas de dominação. Aquilo seguiu... Ela começou a chegar mais cedo e conversávamos fora da sala de aula. Percebi que usava drogas e vivia nessa tal "tribo". No outro ano, embora aprovada, ela surgiu como "ouvinte" em minha nova turma. Tudo seguia igual, ela fazia perguntas profundas, e eu já a questionava diretamente sobre as drogas e o grupo do qual não conseguia se afastar. Eu me ofereci para encaminhá-la ao setor de apoio psicológico da Universidade, mas ela hesitava. Uma tarde, estou dando aula e aparece, imenso, na porta, o namorado, braços abertos, correntes por todos os lados. Eu e a turma ficamos lívidos. Caminhou em direção a ela, pegou-a pelo braço e a puxou. Nunca mais a vi na Universidade.

Anos passados, precisava de um caderno para meu filho e enxerguei no caminho uma pequena papelaria. Encostei o carro e entrei. Uma moça bonita e muito pálida, vestido estampadinho e rabo de cavalo, veio me atender. Eu falava e ela não se movia. Por fim, um sorriso meigo e a pergunta: *"Professora, a senhora não me reconheceu?"* Era ela. Tinha conseguido "sair da tribo", agora morava com outro namorado e tinha aberto aquele negócio. Muito contente, me disse: *"A senhora não pode ir sem ver minha ninhada".* Entrei, era uma belíssima gata amarela, cheia de filhotes, que ela

Parte 1

cuidava com carinho de mãe. Tivemos uma conversa de velhas amigas, tinha desabrochado nela quem sempre tinha acorrentado.

Aquela menina havia, enfim, encontrado no novo namorado alguém que tinha, como dizem os franceses, *"le coeur à la main"*... Muito sofrida na infância, precisava de alguém que, como ela, trouxesse o coração nas mãos.

Passei a comprar em sua papelaria e soube que iriam trabalhar noutra cidade. Na última vez que a vi, estava grávida.

Pedras

Você nasceu aqui, está vendo? Não, essa não, a outra, a pequena casa branca de janelas com vasos de gérberas, e por isso, acredite, eu poderia dizer que você, menina, você vem de um lugar perfeito e sem aparas, assim igual um clichê, uma casinha alva com chaminé esparramando serpentinas de fumaça. Olhe, não estou bem certo, mas possivelmente de tanto ver a rua através das rendas da cortina você começou a enxergar desenhos por todos os lados. O céu era um enorme quebra-cabeça onde se encaixavam mãos, ursos e margaridas, e as casas eram rostos com narizes e bocas; você, enfim, vivia cercada por caleidoscópios e talvez daí seus olhos tivessem começado a se encher. Não, não de lágrimas, ao contrário, olhos cheios, você começou a ser alguém de olhos cheios, preste atenção nas pessoas, é importante identificar a gente de olhos cheios. Bem, mas como eu ia contando, essa mania de enxergar desenhado aconteceu mais ou menos ali pelo outono dos seus oito anos. Como, não? Como, oito anos não têm outono? Todas as idades, menina, têm outonos e primaveras, e também as outras estações têm criancinha em temporal de neve e velho caquético em sol de verão, preste atenção nas coisas, não seja mais um desses daí, só engolindo o prato feito. Não comigo, odeio acomodações e aí, bom, aí não conto mais sua história.

A maçã da rainha má

Claro, vamos adiante, eu falava dos desenhos que em tudo você via, pois para você qualquer coisa, mesmo as pessoas, era formada por miscelânea de figuras e figurinhas. E desconfio você ter-se habituado de tal maneira à estamparia em tudo manifesta que nem estranhou quando as ruas foram se enchendo de pedras. Ao chegar à adolescência, enxergou a muralha empedrada atingir a janela e ameaçar sua visão, e pela primeira vez mostrou-se preocupada. Foi para o meio da rua, e indo com dificuldade sobre pedras de todos os tamanhos, chegou à esquina, onde se pôs a enrolar a bainha de seu vestidinho xadrez, colocou uma das tranças na boca e por longo tempo lá esteve, mascando cabelo igual aquilo fosse chiclete. E então entendi, naquele momento você descobria como as pedras a tudo invadiriam. Quando enfim se recompôs, foi adiante, examinando e olhando, e tendo a certeza de que por todos os lados e além havia montanhas e montanhas de pedras. Retornou então à porta de casa, encarapitou-se em cima de um imenso granito rosado e, se enfiando no mais fundo de si, ali se deixou ficar. E entardeceu e veio a noite, e chegou novo dia, mas só quando o sol ferveu e relampejou em suas pupilas você entendeu, aquelas pedras haviam sido postas por quem passava e aos dali criticava, ou mesmo olhava com olhos cheios de pregos. E naquela manhã você bebia café e acariciava a cachorrinha Adélia e lhe contava: *"Igual galinha botando ovo, os olhos, as bocas e o pensamento de algumas pessoas botam pedras pelas ruas, sabia, Adélia?"*. Trancou-se então no quarto e muito pensando adormeceu. Ao acordar, mirei bem fundo seu rosto e entendi, você decidira não contar a ninguém sua descoberta. Foi quando soube de sua lucidez e comemorei, você percebera a incapacidade de vários para entendê-la, afinal as outras pessoas não haviam crescido olhando a vida através das

Parte 1

rendas e logo não possuiriam o dom de enxergar as pedras. Pensava assim quando ouvi sua voz, você dizia para Adélia chegar à janela e aproveitar a luz, as cores e a paisagem, em breve estariam no escuro, as pedras a tudo vedariam. E assim foi. Quando você completou dezoito anos, as ruas tinham pedras em tal quantidade que sepultaram as casas e principiaram a desaparecer os telhados. Adélia puxava a extremidade de sua saia, gania e apertava os olhos numa queixa, coitadinha, não se acostumava ao encarceramento. E você repetia explicações, falando para Adélia não se angustiar, seus corpos estavam preparados e se adaptariam à falta de luz. Lembro de você lhe dando banho e repetindo: *"Adélia, a gente não percebe, mas o nosso nariz, os nossos ouvidos, tudo vai se alterando e logo a gente esquece a existência do ar, das cores e das luzes cintilantes de quando éramos pequenas"*. Mas é claro, Adélia, como você, tinha as retinas e acho que a alma nutrida pelos caleidoscópios e eu refletia em como as meias medidas impostas pela acomodação às pedras não serviriam a vocês. Foi quando Adélia começou a rosnar, rosnava para quem chegava, rosnava para quem andava na rua, para quem vinha conversar.

Naquela manhã, você comeu pão derramando mel por várias vezes, e de seu silêncio exalava saudade de uma gente desconhecida. Foi quando ouvi seu sonho: tinha estado num lugar onde as pessoas tinham olhos de carinho, vozes suaves e alvas como as rendas, e onde inexistiam pedras. Fiquei olhando sua melancolia enquanto você acomodava a cachorrinha ao colo e, lhe acariciando a orelha, pedia: *"Adélia, não rosna para ninguém, faz de conta que as pedras ainda não chegaram, e que eles são a gente que nós víamos em nosso sonho"*. Mas Adélia rosnava mais e mais, e, na outra manhã, mordeu a perna da vizinha. No dia seguinte, Adélia sumiu. E você ouviu como estava

A maçã da rainha má

perigosa, mais parecia cão raivoso. *"Somos teus amigos"*, vozes disseram. *"Poderias ser atingida"*. Por muitos dias, você olhou as pedras. Enfim, igual a elas, cerrou os olhos e deixou de falar, parece-me até de ouvir. Hoje, o milagre, você pediu para eu contar sua história. Não sei de onde tirou, mas para mim, se há coisa a merecer respeito é sua intuição, melhor dizendo, sua sabedoria. E você ontem, pela primeira vez havia falado, indagando se a presença das pedras me sufocava, pois quando ouvisse a própria história de alguém com retinas nutridas a caleidoscópios e peito constrito de dor e saudade de alguma coisa que não sabia bem o que era, nesse dia você conseguiria voltar a viver. Bem, menina, já contei, agora, vamos, segure a minha mão.

Conto 5

Banquete

Banquete narra a "detração social", a popular "fofoca", ou o hábito de se ocupar em revolver, em geral rindo e ironizando, fatos verdadeiros ou não, de pessoas ausentes; saborosa aos detratores, a detração cria cumplicidade e uma espécie de superioridade porque seus agentes percebem-se acima dos detratados.

Tal conduta é predatória para todos; enquanto a verdade e o respeito humano libertam, críticas e suspeitas fecham e estreitam a essência de quem as pratica. Comportamento que, aliás, confirma Fernando Pessoa: *"...eu sou do tamanho do que vejo, e não da minha altura"*.

A "fofoca" é uma forma de controle social com alto grau de tirania, capaz de danificar pessoas muitas vezes invejadas, ou de condutas corajosas que incomodam o grupo. W. Reich falava nela como *"seríssima forma de violência passiva"*. E. R. Crema observa como é importante *"não falarmos de pessoas, mas sim falarmos com pessoas"*.

Por que tão pouca solidariedade humana? O sociólogo Z. Bauman diz que *"vivemos em secretas angústias porque o amor é bem mais falado do que vivido"*.

A maçã da rainha má

A causa é simples: a cada década, cada vez mais o ser humano deixa-se hipnotizar pela sedução do mundo externo, e menos mergulha em si mesmo. Como "ter amor" se não estou em mim? Como "amar" fixado no que tenho, e no que os outros têm, e não no que Sou, em meu propósito de vida?

Essa aparente realidade do terceiro milênio existe desde épocas imemoriais. Está em várias lendas e histórias infantis, que em verdade são contos cifrados com os arquétipos e mitos que nos habitam. Sabe o dragão que fecha o caminho ao herói? Ele nada mais é senão o *"ego"*, focado em vaidades e no poder da ostentação e das aparências, impedindo o acesso ao "castelo encantado", o *"Self"*. O encontro com a essência aprofunda nosso autoconhecimento e nos leva a tomarmos consciência de a que viemos nesse mundo.

Quem vive sob o domínio do ego (dragão), característica dos detratores sociais, tem uma visão pobre e acanhada da vida. Pessoas egoicas têm o ego trancado num quadrado de superficialidades, preocupadas com as aparências e o poder; essas pessoas, praticamente, diz Crema, *"vivem numa toca"*.

A luta do ser humano com o "dragão" é a luta do herói mítico em busca de si mesmo. Acertadamente, Joseph Campbell escreveu como os mitos presentes em nossas lendas são *"a poética da própria vida"*. Exemplificando, se você morder a maçã da Bruxa, poderá morrer envenenado; desde as mais velhas lendas o ser humano é avisado sobre o perigo das relações tóxicas, o poder terrível de um predador sádico, ou invejoso, ou mesmo ambicioso.

Banquete

empre me atraíram os avessos. Casaco reversível, toalha de mesa com papoulas em cima e borboletas embaixo, cobertores, tudo eu virava à procura do outro lado. Examinava as mãos e preferia as linhas de dentro, elas me falavam, já a parte de cima não me interessava, comparava ao lado visível da vida onde mais se enxergavam os disfarces. Daí, quando eu me soube em mundo invertido, onde o que se dizia não era e o que era não se dizia, nisso me fixei. Se mais importante era o contrário, precisava nele chegar. Os anos passavam, nada acontecia e eu seguia a buscar avessos, certo de que só eles dariam coerência à cretinice onde me enfiara ao nascer. Já meio velho, li sobre jogo em que, alternando-se cristais espelhados côncavos e convexos, as imagens se projetariam em espelho plano que refletiria um cone no qual as percepções de largura, comprimento e profundidade se romperiam e chegaríamos ao avesso da bolha dimensional, onde, e disso eu tinha certeza, estaria o real. Passei dez meses montando o jogo de espelhos, de maneira a refletir o ambiente das minhas salas por abertura estrategicamente feita na parede do escritório. Depois, na fase do teste, por vinte e um dias a cozinheira e os dois filhos fizeram refeições em minha mesa, enquanto eu, trancado no escritório, experimentava as inclinações dos cristais.

A maçã da rainha má

E quando aconteceu, emudeci. Olhava os espelhos e mal acreditava no que via, a cozinheira se transformara noutra mulher. Examinei. Não, era a mesma, diferentes eram as roupas, as joias, o penteado rebuscado. E o mesmo se repetia com as crianças: bem-vestidas, seguravam brinquedos belíssimos. Saí de trás dos espelhos e fui vê-los: almoçavam calados, usavam as roupas surradas de todo dia e pareciam inibidos com minha mesa, meus talheres, meus pratos.

Eu captara as imagens da vontade escondida no fundo de seus silêncios. Eu chegara ao avesso. Liberei-os das refeições em minha sala e resolvi comemorar. Convidei a família e alguns amigos para um banquete.

Ao chegar o dia, chegou a hora e os convidados, e me demorei na sala até estarem à vontade. Depois, orientada, a empregada dizia que, no escritório, eu atendia velho amigo em aflição. Acendi as luzes, tranquei a porta e me coloquei em frente ao cone de espelhos. As imagens se delinearam e mesmo as falas comecei a ouvir, primeiro ao longe, logo perto. Meu coração pulou e as têmporas pulsavam, eu sabia que além das falas eu penetraria as imagens dos desejos verdadeiros e sempre escondidos.

Um grupo falava em Anacleto, o primo em férias na Côte d'Azur com a namorada francesa. Diziam como era ambicioso, suspeitavam de um desfalque, citavam fatos comprometedores. Em voz fraca surgiram palpites elogiosos. Anacleto era inteligente e prestativo, podia-se contar com ele. Inclinei alguns espelhos e, ao ver o avesso, paralisei: o primo sobre a mesa, os outros à volta, ávidos, manejando trinchantes, garfos e facas. Arrancavam pedaços, devoravam carnes, chupavam ossos, degustavam com lentidão, e os mais famintos babavam, o prazer jorrava até pelos olhos. Quando só restava o esqueleto, abandonaram Anacleto e se puseram a retalhar outros ausentes.

Parte 1

Fiquei tonto, bebi uísque, meu estômago se partia, esvaziei uma água mineral no gargalo, eu queria ir para as salas, mas e as imagens? Voltei a meu posto.

Havia dois velhos tios e por vezes as pessoas se aproximavam deles. Sempre reparei numa certa modulação de voz em falas com velhos e na demora em fixá-los e lhes dirigir a palavra. Movimentei os espelhos na direção dos tios e só enxerguei refrigeradores, *freezers* e balcões frigoríficos. Ali acondicionados, os velhos, seus palpites e suas vidas eram blocos de gelo; tratados nas pontas dos dedos e de modo rápido, não incomodavam. Curioso, pensei nas crianças. Olhei o canto onde os pequenos brincavam e vi como os grandes lhes falavam com palavras mal articuladas, comparavam uns com os outros, mandavam que dançassem e dissessem versinhos. Mexi nos espelhos e vi a gente grande manejando balanças, metros, valores. As crianças eram verduras e produtos em banca de feira, prontas para serem classificadas entre escolhidas ou refugadas.

Faltou-me ar, meus braços tremiam, respirei fundo e emborquei mais água.

Quando me recompus e voltei a mexer nas lâminas, vi como as pessoas eram coladas entre si. E quando alguém se desprendia e caminhava de mãos soltas, davam-lhe calços e lhe puxavam as pernas, e isso se repetia até a maioria vir ao chão onde a gosma corria farta e imobilizava. Mexi mais nos espelhos e entendi a causa dos insubmissos à gosma comum incomodarem. Suas presenças agigantavam a insuficiência dos colados. Sufoquei, tudo escureceu, empurrei a geringonça e me encolhi no fundo da poltrona.

Com uma gosma azeda na boca, engoli outra garrafa d'água, vomitei, tonteei e caí. Mas eu não podia ir para as salas. Os espelhos.

Conto 6

Papéis

O conto **Papéis** fala do surgimento do papel, desde sua evolução no mundo das coisas e das pessoas ao surgimento do dinheiro. E fala da evolução do mundo e dos comportamentos. E da popularização das banalidades e das futilidades para chegar ao império do consumismo, quando os shopping centers serão os substitutos das catedrais medievais.

O consumo, sabemos, é regulado pela lei da oferta e da procura. Mas para o sociólogo T. Veblen, no século 20, cresce uma contradição no consumo quando preços elevados tornam os bens mais desejáveis. Se forem exclusivos, então, haverá quem por eles pague valores altíssimos. E Veblen explica como as pessoas dizem precisar de algumas coisas por serem de melhor qualidade, mas em geral *as pessoas compram o caro para tornar público que chegaram a um novo patamar social ou para reafirmar o patamar que ocupam*. É o "consumo ostentatório", estimulado pela publicidade e técnicas de *marketing*. No fundo, os indivíduos "se identificam com os produtos que consomem", e a moderna propaganda explora isso a fundo. A maioria das pessoas "sofre" para ter coisas iguais às de estratos superiores. Mas, na pobreza cultural de nossa época, ignoram que "o consumista está sempre insatisfeito".

A maçã da rainha má

"O consumo, que deveria ser algo bom, termina escravizando; o padrão de consumo das 'estrelas sociais' é o paradigma dos consumidores alienados ou inconscientes", escreve C. Campbell. E pergunta: *"Será que o consumidor moderno poderá aprender a desejar menos futilidades?"*.

Mas qual a causa de fazermos as observações acima se estamos enfocando Abusos Emocionais, ou... "de quando Rainhas Más envolvem incautos para que comam as maçãs envenenadas?"

A causa é vivermos na chamada "sociedade do espetáculo", ou das "relações líquidas", ou na "sociedade grau zero", onde banalizou-se a vida e a morte, a arte e a literatura, a pesquisa e a verdade, enquanto se valoriza o sensacionalismo, a "pós-verdade, as *fake news*", o consumo e as aparências. Diz M. V. Llosa que *"com os cataclismos que o mundo tem vivido acabou a cultura e começou a era da pós-cultura"*; e o escritor fala *"na coisificação do indivíduo entregue ao consumo sistemático de objetos muitas vezes inúteis ou supérfluos, que a moda e a publicidade lhe vão impondo, esvaziando sua vida interior de preocupações sociais, espirituais ou simplesmente humanas."*

Mas nosso intuito ao enfocar aqui o consumismo foi abrir a reflexão do quanto, inúmeras vezes, somos abusados por nós próprios. O consumista compulsivo é também um autopredador. No impulso à compra está o "desejo de autopreenchimento", que é frágil e fugaz, redundando em mais e mais consumo que, no entanto, será sempre incapaz de preencher um vazio "desmesurado".

Em *Papéis*, pessoas terminam com grandes braços e olhos esbugalhados, para olhar mais e pegar mais; não percebem que, simbolicamente, seus longos braços terminam arrastando lixo e seus olhos desmesurados arriscam explodir seus cérebros. É o esforço imperceptível de quem se mutila e abusa de si mesmo envolvido pela ilusão de "se preencher, se realizar". As pessoas

Parte 1

perderam a noção de como só podem sentir-se plenas ao buscarem os caminhos de sua essência; ou, dizendo de outra forma, quando cada uma busca expressar seus talentos, seus dons. Essa confusão é assim explicada por Jung: *"Quanto mais o homem acentua falsas posses, menos pode sentir o essencial".*

Papéis

ra um mundo de crianças. Brincavam uns com os outros usando as faíscas de luz trazidas nos olhos e as bolas negras deixadas pelos medos de seres de outro planeta há muito ali caídos. Quando as bolas explodiram, descobriram-se medrosos e se iniciou nova era. Trocaram as mentiras de não haver comido os doces uns dos outros pelas outras mentiras e se fizeram gente adulta.

Pois nesse mundo, lembra? Nesse mundo você caiu, e, na época, as pessoas já haviam esvaziado as pupilas e eram incapazes de sonhar, como ver uma ilha de margaridas ao meio de asfalto ou assistir ao pôr do sol, derreter-se em música. Foi quando se tornaram "juntadores" de papéis, soubessem ou não ler, papéis, papéis e mais papéis. Havia os trocáveis pelo ambicionado, e esses eram senhores de todos e tudo, ainda papéis de encarcerar, papéis de libertar, papéis de enlouquecer e outros de liquidar. E como os papéis se multiplicassem em ritmo avassalador, a loucura se fez normalidade.

As pessoas tinham os sentimentos anestesiados, mas submetidos às falsas emoções dos papéis imaginavam tê-los despertos, e presos ao cárcere das telas cheias de imagens, cores e sons, onde o charme escondia os mecanismos de coisificação, a demência era completa. Pois a insanidade crescia e veio o tempo de os súditos

A maçã da rainha má

dos papéis não mais serem capazes de reagir, e logo a época do não agir, e por fim as pessoas eram apenas empurradas pela vida.

Claro, estou a falar em agir e reagir ao nelas suprimido, ouvir o miolo do próprio miolo, dado que, em agir e reagir para cumprir as ordens dos papéis, nisso eram perfeitas, iguais a escravo diante do feitor. Pensando melhor, diferentes, escravos sabiam seus algozes, enquanto no império dos papéis todos sangravam sem entender, e, confusos, gastavam papéis e mais papéis em médicos e soníferos.

Pois logo neste mundo endoidecido você foi se enfiar. Mas esqueci de dizer, os habitantes haviam trocado os brinquedos das crianças pelas bolsas e não desgrudavam delas, afinal, sempre havia papéis a carregar. E, para melhor se divertirem e preencherem a vida, inventaram imensas construções cheias de vidros, luzes e cores. Uma tarde ali suavizava a existência; compravam, compravam e aquilo não tinha fim, não percebiam que o levado nas sacolas não amenizava o gosto ruim trazido lá de fora, nem como jamais conseguiriam integrar a si o brilho e o luxo daquelas descomunais vidraças.

E como esse brinquedo exigia muitos papéis, aumentava a briga pelo senhor dos papéis, enquanto a novidade contaminava. Os imensos pavilhões com escadas rolantes, cheios de letras luminosas e vitrines deslumbrantes, multiplicavam-se e os braços e as pupilas das pessoas cresciam e logo suas mãos e olhos ficaram gigantescos. Chegou então a era de os habitantes do mundo dos papéis terem braços e mãos de tal modo avassaladores que arrebanhavam os lixos e as imundícies, e os olhos cada vez maiores ameaçavam explodir seus cérebros recheados de papéis.

Pois foi bem aí, derramando sonho até pelos poros, foi bem aí que você nasceu, quero dizer, que você chegou, melhor dizendo, que você caiu.

Conto 7

Sangue

Depois que o senhor Mak Filise, um japonês idoso, faleceu, após longo período internado num asilo, ao esvaziar o quarto, uma enfermeira encontrou uma carta escrita por ele. Entre outras coisas, dizia: *"Enfermeira, o que você vê? Quando me olha, o que pensa? Um velho lunático e estúpido... Derrama o que está comendo e não responde a nada. E você grita: Por que não faz sozinho? Meus sapatos e minhas meias sempre desaparecem... O que você pensa? O que você vê? Abra seus olhos e veja. Pois você não está enxergando. E estou sentado aqui, imóvel, e vou contar a você quem sou. Sendo alimentado e ouvindo ordens... Sou uma criança; cresci muito amado pelos meus pais, irmãos e irmãs... Sou um jovem de 16 anos; criei asas, sonho em futuro próximo encontrar minha amada... Adulto, 20 anos, meu coração em festa, lembro-me dos votos de casamento... Meu filho nasceu quando eu tinha 25 anos, aprendi como ensiná-lo, cuidei de minha família alegremente... Aos meus 40 anos, um dos filhos, tão jovem, faleceu. Mas minha amada esposa estava ao meu lado, por isso aguentei a tristeza... 50 anos, agora meus netos estão ao meu redor. Eu e minha esposa sabemos cuidar de crianças. Num dia muito escuro, minha amada veio a falecer... Estou assustado...*

A maçã da rainha má

É desagradável envelhecer, por isso nos mostramos tão estúpidos. O corpo enfraquece, perdemos a elegância e a vitalidade, o coração se transformou em pedra... Mas nesse corpo envelhecido ainda adormece um coração jovem... Vocês devem abrir os olhos e enxergar! Olhem para mim! Eu não sou um velho lunático e estúpido".

Ainda lembro de minha avó, que morava numa imensa casa com grandes jardins e muita gente, toda arrumadinha na sala de visitas; uns trabalhavam, as crianças brincavam, os adolescentes se juntavam para falar dos namorados. Ela reclamava, e então alguns sentavam na sala, e ela contava reminiscências. Depois tomou professor de piano, e ficava longas horas tocando Chopin, o seu predileto. Aprendi muito com ela, aprendi que na vida temos de "sempre estarmos aprendendo".

As "maçãs envenenadas" que são oferecidas aos idosos, em classe média, chegam assim: Mãe, você se aposentou, que bom; mas não pode ficar parada enferrujando, pegue o fulaninho no futebol para mim, a fulaninha na ginástica...; e, claro, avós adoram netos, e abraçam as tarefas, e elas vão aumentando. Eles se sentem mais próximos dos seus, já que agora moram sozinhos, e assumem tudo o que lhes pedem. Conheço inúmeras avós que sonham em fazer um curso de línguas, ou ir mais à academia, mais ao cinema, mas não sobra tempo.

Em classes mais baixas, a maçã chega no pedido de auxílio financeiro, afinal, "empréstimos consignados têm juros baixíssimos". E, além de solitário, o idoso fica miserável.

O fato é que os tempos mudam, a sociedade se transforma e os papéis sociais se alteram. Hoje todos correm mais, têm mais tarefas, as mulheres trabalham fora, e, com razão, gritam por direitos iguais.

Parte 1

Os idosos são a parcela que, em geral, ainda não percebeu como seu papel também deve mudar porque "o mundo é outro". Por que estacionar a vida a partir da aposentadoria? Aposentou? Então é chegado o tempo de realizar sonhos represados: fazer cursos, encontrar ou inventar novos trabalhos remunerados, fazer amigos, grupos de leitura, de estudos, namorar, viajar, gozar a vida conforme quiser. Os idosos, iguais às mulheres, devem erguer as vozes e dizer: "Me too". Certamente, terão menos doenças e... sobretudo, filhos e netos terão neles não prestadores de serviço, mas amigos bastante interessantes.

Idosos precisam refletir que, se eles também não adquirirem novos papéis nesse novo mundo, irão se envenenar com a velha maçã envenenada que a vida irá lhes oferecer.

Em *Sangue*, conto uma história inspirada em fato que me foi relatado por amigas que conheceram a idosa (minha personagem) em casa geriátrica onde fazem trabalho voluntário. Usando a licença poética que a literatura permite, aumentei e coloquei cores fortes para melhor expressar uma única realidade: a revolta dos idosos que têm no abandono afetivo e no abandono de um olhar atento sobre si o desalento por não terem, noutros tempos, preenchido suas vidas com maçãs sadias.

Sangue

u sei, e muito bem, como estão as salas. A mesa, as velas e as pinhas douradas, nozes, castanhas, as saladas e os perus, e tudo o mais, você sabe, é Natal. O pinheiro com as lâmpadas piscando talvez só tenha os laços vermelhos, essa gente de agora não tem paciência de esticar o algodão bem fininho e ir deitando as camadas imitando neve, igual eu fazia. Os presentes, eu até enxergo, quantidade. Ouça! A campainha toca a todo momento, vamos, feche depressa essa gola e ache o meu anel, veja, de novo a campainha, todo mundo chegando. Devem perguntar por mim, você não acha? Ah, menina, está certo, empurre essa cadeira de rodas e vamos lá. Sabe? Eu gosto de você ser minha enfermeira, gosto de seu cabelo ruivo, das sardas, na minha família, olhe nas salas, todo mundo com cabelo escuro.

"Vejam, vejam, Clara, a nossa avozinha de coque lilás está chegando, ela segura um lenço de cambraia, usa longo vestido de rendas cinzentas e um colar de brilhantes. Agora desaparece no meio dos beijos e dos abraços, a família está reunida para lhe desejar feliz Natal e bom Ano Novo. Vó, pegue o microfone, olhe a câmera e diga: o que a senhora acha da festa? Vamos, fale, fale aqui".

Ainda bem que pararam de me amolar, não gosto de exibição, não sou desse tempo, eu gosto é de conversa de pernas cruzadas,

A maçã da rainha má

afundada na poltrona. Fazia uns quatro meses, desde o meu aniversário, que não via netos, bisnetos, coitados, estudam demais, esses modismos, inventam exagero de ensino para as crianças de hoje. Mas você nem me olha, só empurrando essa cadeira, vão me achar caduca, falando sozinha. Não, não quero nada, me acostumei a falar com você, e agora é com quem gosto de falar. Você viu os cabelos do meu filho? Brancos, bem branquinhos, isso é porque trabalha demais, vai adoecer, coitado, até a visita que me fazia todo domingo, agora só uma por mês.

Caro leitor, a voz de Clara é cada vez mais fraca e daqui a pouco você não entenderá, deixe-me contar. Há uma grande mesa, pessoas à volta, e Clara, afastada, examina as faces do seu sangue. Júlia, a neta de 15 anos, entre um gole de Coca-Cola e a mordida no canapé, indaga se a avó quer comer. Clara ri e diz que *"daqui a pouco, porque agora..."*, mas a neta foi em busca das saladas. Chega Elisabeth, a filha mais velha, abaixa o rosto e beija sua testa: *"Mãezinha, se não fosse você, não teríamos esta ceia fantástica, na casa onde crescemos"*. Clara espicha a mão, a pele pontilhada de pintas negras. Mas Elisabeth está de costas, abraça a afilhada e elogia o novo corte de cabelo. Clara se encolhe.

Mas veja, o cenário agora é conhecido. Um coro entremeado de sinos, Noite Feliz, vinhos, espumantes e gente que ri e fala com voz revestida em feltro. A bisneta chega e alguém proíbe: *"Não, cuidado com as pernas da vó"*. Clara agarra o copo de guaraná e diz à enfermeira: *"Minhas pernas só são um pouco fracas, todos sabem, uso essa cadeira para não dar trabalho"*. Abaixando-se, o filho faz-lhe festa nos braços, ela se diz preocupada

Parte 1

com sua saúde e levanta os olhos: *"Mas eu acho ..."*, enxerga-o dizendo a um sobrinho que se acalme, o mercado financeiro é assim mesmo, oscila. Clara gira a cadeira para onde os genros conversam e gesticulam, examinam a tela em cima do sofá e discutem valores. O marido de Eliane é categórico: *"Um Pedro Weingartner da melhor fase, a coisa mais valiosa dessa casa"*. O cunhado discorda, o tapete persa do escritório vale mais: *"Imagina, um legítimo Bukhara"*. A cadeira vai em linha reta, Clara enxerga a enfermeira e sacode o braço, quer a outra sala.

No meio da sala de jantar, o rosto de rugas pede torta de castanhas e enxerga, junto à árvore de Natal, a nora e uma das filhas dizendo: *"Que loucura, desmanchar aquele colar de brilhantes, nunca"*. A nora argumenta com seu valor, na crise em que estão, poderá resolver a vida de todo mundo. Elisabeth, punhos em riste: *"Nunca. Joia de mãe é para as filhas mulheres, mesmo que o colar seja vendido, ele é meu e da Eliane"*.

Clara empurra as rodas com violência, a cadeira bate na enfermeira e a torta se espatifa no chão. *"Quero me deitar, me leva para o quarto"*, fala, voz firme. E quando ouve que se despeça, encaramuja-se num abraço: *"Não precisa. Explica que eu estava cansada"*. Pelo corredor, roda a cadeira a caminho do quarto, cai o lenço de cambraia e ela ergue o queixo, pálpebras comprimidas.

Passa-se longo tempo, a sala está vazia e o carrilhão badala três horas, quando se abre a porta e surge Clara. Vestindo longa camisola branca, tem os pés descalços, espicha a mão acendendo as luzes, e se apoiando nas paredes avança com dificuldade. Para junto à mesa auxiliar, pega uma taça de

A maçã da rainha má

cristal e com lentidão ergue-a contra a luz, toma um gole, levanta o braço e estoura o copo no pé da mesa. Olha a camisola salpicada por pingos de sangue, ri, enfia o pé na poça de vinho e fica assim, brincando com o chão molhado. Depois se agarra numa cadeira, escolhe um prato e atira no candelabro. Entretém os dedos nas lascas de porcelana, mas logo, numa vertigem, quebra um prato atrás do outro. Sai em busca das garrafas, arranca rolhas e atira vinho nas toalhas, nos estofados, no tapete. Para no meio da sala, e com a camisola ensopada de vinho colada ao corpo lambe com gosto os dedos pingando escarlate. Denteia os lábios... o vermelho... o vermelho do sangue jorrou por tudo e as manchas brilham, brilham e giram. Sim, é isso, foi Van Gogh, ele fez outro céu, as estrelas se retorcendo, as espirais engolindo.

O relógio volta a badalar e Clara ergue os braços, espreguiça-se com demora e, trôpega, ensaia um passo, logo outro e mais outro, olha o balcão, chega e se agarra. Abre a gaveta e pega o trinchante. Em passos mais firmes, alcança o sofá. Nele ajoelha e, se apoiando no encosto, fica de pé. Empunha o trinchante e enterra na obra de Weingartner. Rasga a tela, a mão cai e ela a levanta e corta e recorta e dá tapas e socos, e o braço vem cortando tela abaixo. Um grito: *"Dona Clara!"*.

À porta, de pijama, cabelos desgrenhados, a enfermeira. Clara ergue o braço em gesto de ameaça. A mulher berra e desaparece em busca de telefone.

Clara encosta-se na tela estraçalhada, desliza olhos na toalha e se fixa na cortina: *"O céu estrelado de Van Gogh"*. Ri. E gesticula amplo, feito se na sala houvesse muita gente. *"Mas as estrelas de sangue são invenção minha"*.

Parte 1

Algum tempo depois, vozes descontroladas, o filho e a enfermeira. Logo chegam as filhas e um genro. Gritos, exclamações, lamúrias. Clara, em cima do sofá, segura o trinchante igual fosse metralhadora. Balbucia coisas inaudíveis. Agarram-na e ela se debate. Alguém traz guardanapo e lhe amarram as mãos.

"Não façam isso", ela diz. Entra um médico. Sentam-na em uma cadeira. Braços a imobilizam. Clara segue murmurando e a enfermeira diz que ela só emite palavras sem sentido: estrelas, sangue, céu. Alguém fala em surto.

Elisabeth, segurando um chambre para agasalhar a mãe, pergunta à enfermeira: *"Não vi o colar de brilhantes no quarto, onde está?"* A mulher chora e Clara ergue a voz: *"Está no banheiro"*.

Os homens levantam a cadeira e a levam em direção ao quarto. No corredor, dizem que o colar não está no banheiro. Clara volta a falar: *"Está, sim. Joguei no vaso e dei descarga"*.

Ficam no quarto o médico e o filho. Os outros caminham e falam alto enquanto a enfermeira segue em pranto convulso. Quando a porta se abre, cercam a cama. Serena, Clara dorme. O médico explica que ela foi sedada. Abaixa a voz, fixa as filhas e avisa que tomaram a decisão de interná-la: *"Dona Clara está ficando perigosa"*.

Conto 8

Programação

Em seu magistral conto Água Pesada, Martim Amis conta a história de John, 43 anos e 1m 82 de altura. Ele e a mãe fazem um cruzeiro num transatlântico, é cuidado igual criança, quase nada come; a mãe lhe dá banho e quando ele quer falar ou expressar algum desejo, ela lhe dá uma garrafa com bico de borracha, tipo mamadeira. Então seu "neném" se aquieta e a vida segue. Mais ao final, sabemos: a mãe se diz viúva, mas não é, o marido deixou-a quando o menino era adolescente e ainda uma criança normal. Foi quando John começou a ter crises de pânico e ela passou a acalmá-lo com excesso de carinhos. Quando os mimos não bastavam, era-lhe dada a "garrafa" que acalmava e fazia dormir. Terminamos sabendo que, na "garrafa" com bico de mamadeira, havia "gim e água limpa". É a história de uma mãe que submete e aniquila o próprio filho para ela própria viver se apoiando na bengala de ter um filho dependente.

Existem vários relatos reais e literários menos terríveis do que a história de John, mas que a ela se assemelham. Conheci o caso de um filho que não casou para cuidar da mãe viúva, só, sempre clamando de solidão e falta de dinheiro; ele trabalhava, moravam juntos, dava-lhe tudo. Depois ela adoeceu e morreu. Só então ele descobre que ela tinha uma fortuna em aplicações nos bancos.

A maçã da rainha má

Em **Programação**, abordamos essa "ligação de ferocidade", como diria Clarice Lispector, em que uma pessoa – em geral da família – abusa emocionalmente da outra de modo a manter o domínio sobre ela. É um abuso subterrâneo, invisível, e recoberto por um tanto de "amor". Em geral, o abuso emocional vem atrelado ao abuso sexual; predadores costumam ser pervertidos, e quando a relação com a vítima é muito próxima, ele vai procurar alguma intimidade sexualizada. Casos assim são muito comuns entre os grupos de delinquentes.

Os pesquisadores descrevem o predador – que se coloca sempre como vítima muito amorosa – como alguém que não tem substância e vai "parasitar" o outro, e, como uma sanguessuga, tenta aspirar-lhe a vida.

Trata-se de um amor travestido, porque antes de amar o outro, a pessoa que abusa ama apenas a si mesma.

É uma situação bastante complicada porque, quando a vítima que conseguiu formar em si um núcleo mais sadio, perceber o quanto é cerceada e controlada, tenderá ao rompimento com o abusador. Muitas vezes irá morar em outra cidade ou, se for menor, sairá de casa precocemente. Nesse caso, a indignação do familiar que o exige submisso se transforma em vitimização extrema, e grande carga de culpa é despejada no que tenta escapar.

Conflitos não controlados, ou tratados, podem evoluir para uma espiral de agressividades; é quando o jovem que luta por se libertar pode formar um comportamento autodestrutivo ou cair na droga e no alcoolismo. Há muitos meninos em conduta desvio, sobretudo de classe média e média alta, oriundos dessa situação. Submissos e dependentes, têm grande fragilidade interna e facilmente se tornam dependentes de grupos transgressores.

Programação

Chamava-se Santa Luísa de Alencastro e naquele dia amamentava Filinto, o bebê de cinco meses, embaixo da magnólia centenária. No cenário, ainda o marido a estudar o livro de programação mental e as duas velhas tias a discutirem receitas de marmeladinhas brancas. As vozes opacas, a luz acobreada do fim de tarde e o bebê a sugar, e ele sugava e ronronava, e ronronava e dormia enquanto a mãe o acariciava, afofando, sorrindo, murmurando. Filinto era leite morno escorrendo queixo abaixo, mão em seio de mãe, boca grudada em mamilo, avidez e plenitude. Santa Luísa de Alencastro lambia-lhe a testa, a criança afundava no derretimento e ela murmurava e aconchegava e cuidava do rostinho e cuidava dos bracinhos quando com mão cuidadosa agarrou-lhe o dedo mínimo do pé e o foi enroscando e enroscando, e por alcançar os perigos do enrosco primordial, a junta se rompeu e o dedinho arrancou. Atirou longe e respirou aliviada: pronto, agora seria dona de seu bebê. Afundado na embriaguez, Filinto sequer chorou. Depois levou o bebê ao quarto, acomodou-o no berço e sentou ao lado sussurrando canções de ninar, enquanto lhe acariciava o pé roliço e macio agora com quatro dedinhos. Amélia, a filha maior, brincava na varanda com a boneca de sardas douradas e cabelos de ráfia cor de rosa.

A maçã da rainha má

Foi-se o tempo e aos oito anos Filinto era menino com rosto de anjo, cabelos cinzentos e olhos azeitonados, e muito buscava a proximidade da mãe, só junto a ela se achava completo. Como o mesmo sucedesse à Amélia, todos elogiavam Santa Luísa de Alencastro, a mãe educara filhos de tal forma amigos que mais pareciam nela colados. E no domingo de Páscoa ela agradecia as palavras gentis e enaltecia a própria dedicação, afinal, nada acontecia por acaso, e lembrava as noites sem dormir e as viagens deixadas de fazer, mais os sacrifícios de varar alma, corpo e pensamento.

Os anos passavam, os filhos cresciam e todos os domingos Santa Luísa de Alencastro e o marido recebiam as duas velhas tias ao almoço. Naquele final de semana, elas cochilavam nas espreguiçadeiras do jardim, o marido lia sobre o uso da programação mental e Filinto foi ao futebol. Amélia queria aparar os cabelos, passaram ao quarto, Santa Luísa escovou a cabeleira da filha e lhe desabotoou a blusa, tirou-a e pegou a tesoura. Com o pente de tartaruga, prendeu as pontas que a lâmina emparelhava e ela ia por um lado e vinha pelo outro, e se afastava para cá e lá de modo a melhor avaliar o corte. Amélia pediu para cortar ainda mais, deixasse logo abaixo dos ombros. Santa Luísa de Alencastro elogiou sua beleza – olha a perfeição desse nariz –, a menina piscou demorado e a mãe, em gesto rápido e invisível, porque à força do olhar, decepou-lhe um dos seios, que caiu pelo meio da cabeleira esparramada no tapete. E quando juntava as pontas do cabelo para jogar no lixo, pegou o seio de Amélia, e com o auxílio da tesoura, usou-o feito recheio de seu próprio seio, o esquerdo, parecia-lhe o menos rijo.

As apreensões de Santa Luísa de Alencastro com a proximidade da Amélia mulher cessaram quando ela percebeu Filinto aproximar-se dos dez anos. Atravessou madrugadas pensativa,

Parte 1

filhos homens eram rueiros, disfarçados e distantes de suas mães. E mal dormiu até quando, como de hábito, acariciou o filho, beijou-lhe a orelha, fez cócegas e disse como estava triste, logo ele não mais seria o seu menininho. Filinto permaneceu calado e ela falou frases revestidas em pele incendiada, palavras úmidas e afiadas e em tom sagrado, porque à força de palavras arrancou-lhe os testículos. O menino sequer viu, já adormecia, era irresistível o barulho da chuva miúda cantarolando no telhado.

Então a mãe tranquilizou-se, e serena foi a mocidade de seus filhos. Amélia e Filinto só eram amigos de quem ela gostasse. Quando Amélia apaixonou-se por Felipe, só pensava em se a mãe o aprovaria. Com voz musculosa, ela mostrou como Felipe não seria bom marido, e Amélia sentiu a paixão oca, em seguida chegou Ramiro, logo observado e aprovado. E enquanto o casal se beijava na sala, Santa Luísa de Alencastro, na cozinha, apalpava o seio esquerdo, escorregava a língua nos lábios e suspirava gemidos: que bom, a filha encontrara seu homem.

E o casal avançava pela maturidade e, todas as noites, Santa Luísa de Alencastro rezava agradecendo aos filhos sempre ao lado. Filinto não quisera fazer pós-graduação, para não se afastar, e mais recentemente recusara a promoção a gerente do banco porque exigiria longo estágio noutra cidade. Amélia casaria em breve e moraria na outra quadra, não quisera o apartamento do noivo em bairro distante. E quando a idade trouxe as mazelas que em todos os aniversários Santa Luísa de Alencastro enumerava, ela e o marido estavam bem cercados e atendidos. Obedientes, as doenças vieram uma atrás da outra: o reumatismo, a pressão alta, o bico de papagaio. Logo depois surgiram a angina, algumas unhas encravadas e a sinusite. Há cinco anos, Filinto estava noivo

A maçã da rainha má

e Amélia casada, moravam próximos e todos se viam diariamente, a hora do café no final da tarde era sagrada. E em torno da mesa a mãe seguia a tudo amarrando. Com delicadeza e usando cordões de cetim, fixava a catarata no bolo de fubá, a insônia nos pãezinhos de minuto e as rugas de pobre velha eram costuradas nos papos de anjo.

Mas você está com os olhos abertos, feche-os e sinta as profundezas, perceba Amélia. E saiba que no domingo o bebê virá ao almoço e lá, bem velhinhas, as duas tias. Santa Luísa de Alencastro ouvirá explicações de como dar o ponto certo no doce de laranja e Amélia se afastará à sombra das flores de magnólia. Enlevada, fará festa na perninha direita de seu bebê e com suavidade agarrará o pequeno pé.

Conto 9

Etiquetas

Em *Etiquetas*, expomos o quanto os "rótulos", em geral colocados sob aparência de afeto, e às vezes energizados por ironia – não perceptível aos adultos, mas sempre captada pela "esponja" sensorial dos menores –, podem ser destrutivos. É mais uma das formas de abuso emocional contra os menores que, subterrâneo, corrói a autoestima, cria a subserviência e "abre a porta" para os conflitos.

À medida que a criança cresce, vai substituindo seu mundo infantil pela sociedade. Para as crianças, cujo mundo infantil foi uma constante soma de agressividade, carências e injustiças, a sociedade constituirá uma realidade igualmente nefasta, e sua conduta será condicionada por tal entendimento.

Existe a violência explícita ao menor, sobretudo nas classes mais baixas, e a violência implícita, que em geral começa com menosprezo ou ironia. No início, as frases de menosprezo: "Você não serve pra nada", "Você é um tonto", "Como pode ser tão burro?"; depois são substituídas pelas ironias que, sob o tom de brincadeira, vão formar personalidades inseguras, sem autoconfiança, dúbias. Há os apelidos carinhosos e os irônicos. Os adultos enxergam da mesma forma, mas as crianças sentem

A maçã da rainha má

com clareza a diferença entre Fofinha e Gordona, Pluminha e Esqueleto, Ligeirinho e Trapalhão, Pensador e Boca-Aberta. Características de comportamento são potencializadas e ditas de modo oblíquo, e a criança vai "vestindo a roupa".

A adolescência é o momento da "crise de identidade", em que o menor começa a questionar seu "eu", e na qual, se crescer sob grandes conflitos, corre o risco de adquirir identidade negativa. E. Erikson afirma como esse pode ser o momento em que "o menor adota uma identidade perversamente baseada em todas aquelas identificações e papéis que, em momentos críticos do desenvolvimento, foram-lhe apresentados como indesejáveis".

Entre os delinquentes, ouvi coisas assim: "Roubei uma goiaba na feira e meu pai quase me matou dando surra; desde aí só me chamava de ladrão"; "Cresci ouvindo que era uma porcaria"; os menores usam muito a expressão "me atiravam na cara que eu...", e usam palavras como "um traste", "um coisa ruim", "um imprestável", e por aí adiante... Se na classe baixa os rótulos são claramente ofensivos, nas classes média e média alta os rótulos são irônicos; esses menores dizem que cresceram ouvindo "palavras de deboche".

O rótulo, a etiqueta, é um "marcador social" que, se usado de maneira irônica, pode criar um "estigma" (uma desvalorização) que fixará o menor e, depois, o adulto, num nível de subserviência. Afinal, "a maneira como o menor se vê servirá de bússola para seus comportamentos ao longo da vida".

Etiquetas

atália mal tinha aprendido a andar quando descobriu as duas manchas. Todas as pessoas tinham, uma era na testa e a outra na palma da mão direita. Ensinaram-lhe o que era perna, cabelo, pé, orelha, mas nunca falavam das manchas, e ela se indagava se eram invisíveis aos outros ou se pertenciam ao mundo que se enxergava, e se devia fingir não ver. Aos três anos, Natália percebeu letras nas manchas das testas e brilho nas manchas das mãos.

Quando enfim se alfabetizou, leu o escrito sobre as sobrancelhas das pessoas da família. Foi inesquecível. E, ainda pequena, andava pela casa arrastando um dicionário Aurélio e logo soube achar quaisquer palavras. Por essa época, embaixo da cama, engasgou-se de tanto rir: lera o significado de "ranzinza", a palavra na testa da tia chata. O primo que a tudo derrubava, atrapalhava-se por nada e esquecia as coisas mais importantes, carregava um imenso "pateta". Sua irmã, sempre a fazer rir, era a "engraçada" e o irmão redondo feito um balão, a comer sorvetes, chocolates, sanduíches e tudo o mais, levava na testa a palavra gordo. Natália correu em busca do primeiro espelho, precisava saber o escrito em si. E, como desconfiava, sua testa estava intacta. Um arrepio atravessou a coluna e Natália lembrou, tinha, sim,

A maçã da rainha má

visto letras em sua testa num espelho na mão da mãe. Deslizou novamente para debaixo da cama e se pôs a relembrar. Sim, era isso, na véspera de seu aniversário, a mãe ralhara, descobrira-a comendo os brigadeiros da festa e numa ameaça erguera a mão direita. Ali um espelho onde ela enxergou o próprio rosto com letras embaixo da franja.

Natália passou dias desaparecida. *"Sempre embaixo da cama, abraçada naquele dicionário"*, diziam, quando a procuravam. No domingo, ela já entendera como nos espelhos comuns ninguém via as letras postas em si, sabia também serem os outros que engendravam as palavras que alguém carregaria, assim, feito nome de batismo.

Naquela tarde, Natália saiu de debaixo da cama decidida a saber o nela escrito. Implicou e fez cara de brava para várias pessoas da casa, mas ninguém lhe ergueu a mão. Riu da gordura do irmão e ele não respondeu, ocupado em lamber a rapa da torta de morangos. Gritou com o pai, era um chato, não largava daquele jornal. Ele se levantou com a mão em riste e apareceu o espelho onde estava seu rosto, a franja negra, e a etiqueta: intelectual. Consultou o Aurélio e soube o significado. Ficou satisfeita e com frio no estômago, aquele era um destino complicado, havia de ser porque a xingavam de esquisita e cheia de manias. Perguntando-se o motivo de não lhe terem escrito na testa o esquisita, foi tomar Nescau. Na mesa, indagaram se sabia por que as crianças deviam tomar muito leite. Mordeu o lábio, roeu uma unha e mergulhou no silêncio.

Naquela noite, Natália custou a dormir. Via, no quarto, toda a família. De olhos fechados, foi decorando o gravado nas testas. O chato, a enfermeira, o imbecil, o brigão, a bondosa, o infantilizado, a furiosa, o pornográfico, o inventor, o

Parte 1

sensual, a malvada, o bobalhão, a simplória, o mentiroso... Atravessou a noite acordando para conferir rostos e etiquetas, quando adormecia, sonhava com palhaços de circo, máscaras de sete olhos, cabeças voadoras, dragões vomitando serpentes. No outro dia, tomou banho demorado porque a água lavava-a dos monstros noturnos, e enquanto enfiava as meias, já tornava a conferir as testas de sua gente. Durante a tarde a chamaram de sabida e perguntaram o significado de algumas palavras, e ela tornou a buscar o esconderijo. Precisava pensar.

Na sala, estimulavam Rosa Maria, a enfermeira, a dizer qual o chá mais apropriado para a dor de barriga de tia Inácia. Depois a apelidaram de carqueja e foi como passaram a chamá-la nos próximos dias. Natália avisou a Rosa Maria: *"Olha, querem te fazer a enfermeira da família"*. Rosa Maria achou graça, imagina o absurdo, até riam de seus conhecimentos. *"Mas é assim mesmo* – confirmou Natália, acariciando o couro marrom da capa do Aurélio –, *querem que a gente se ache ridícula quando se está fazendo o que escolheram para a gente fazer a vida inteira."*

Naquele almoço, Rosa Maria avisou os tios, de tanto ler o Aurélio, Natália estava ficando louquinha. E à noite Natália soube o dicionário trancado no cofre. Encheu os olhos d'água, que não correu porque a família engendrou lenços em forma de risos, criança era assim mesmo, e os risos ficaram mais fortes e logo com tal intensidade que ela fechou os olhos e apertou os ouvidos. Passaram a chamá-la de "Aurelinha", e muito lhe ergueram espelhos. No outro dia, Natália tropeçou na cozinha e o bule com chá fervente virou em sua mão direita. *"Queimadura de terceiro grau"*, disseram os médicos. *"Dificilmente não ficará com a mão defeituosa"*.

Conto 10

Olhos

O perverso, em geral narcisista, dominador, disfarçado e sádico, sente prazer em submeter moralmente ao outro; e comumente esse transtorno se revelará ainda em abuso sexual. Em **Olhos**, relatamos o fato verídico – literariamente abordado – de um adolescente por nós pesquisado, com várias idas e vindas ao Centro de Observação de Menores do Distrito Federal.

Ao lado da violência moralmente perversa, que irá destruir a individualidade de uma criança, encontra-se também a perversidade sexual "oblíqua" em famílias com atmosfera doentia, com olhares equívocos, toques de mão, alusões sexuais. Nessas famílias, as barreiras entre as gerações não se colocam claramente e não há fronteira entre o banal e o sexual. Não se trata de incesto, mas de algo que o psiquiatra francês P.C. Recamier chamou de "incestual".

Para a psiquiatra Marie-France Hirigoyen, *"essas atitudes induzem a um clima de cumplicidade doentia. A barreira entre as gerações não é respeitada, as crianças não ficam em seu lugar de crianças, são integradas como testemunhas da vida sexual dos adultos"*. É uma realidade aterrorizante, os estupros e abusos sexuais em crianças de nossas periferias. E, lamentavelmente, também de nossos centros urbanos.

A maçã da rainha má

Embora nos estratos mais elevados caiam os índices de estupros de menores, essa parcela da sociedade também apresenta números consideráveis de abusos sexuais sutis, disfarçados, mas também devastadores. Pais, mães, avôs, parentes próximos ou amigos de família com perversão moral, e em geral, também sexual, começam usando os olhares e as palavras, depois usando desculpas para "tocar", e, sempre, por menor que seja a criança, sua percepção denuncia uma espécie de "desrespeito"; como se lhe tivessem batido, feito de bobo, tratado como objeto. Ele não sabe explicar, mas o nó da revolta se instala.

Segundo pesquisadores franceses, *é tênue o limite entre perversão moral e perversão sexual*. E como a vítima de abuso moral se considera "ruim e mal agradecida" (termos bastante usados pelos predadores), ela se torna frágil, insegura e culpada.

Uma característica do abusado sexualmente, mesmo que apenas no plano emocional, é assumir as culpas que o predador sutilmente vai lhes colocando. O menor vai se submetendo ao abuso sexual sem marcas físicas por entre destruição da autoestima, sentimento de ser "ruim" devido a sentir raiva do predador e, desse modo, quase sempre afunda no estraçalhamento de sua personalidade em formação.

Olhos

hegou a noite e na casa cor de rosa Ofélia embalava o berço de Orestes. Ela tinha uma coroa de cabelos dourados e as mãos eram transparentes, atraía pela alvura da pele e sobretudo pelo olhar, um olho moldado em granito azul marinho e outro em gelatina preta.

E sempre nos braços de Ofélia crescia Orestes. Quando ele tinha cinco anos ela usava o olho negro para acarinhar suas pernas e com o azul marinho sorria fundo em suas pupilas. E ele ouvia os gritos do pai: Ofélia criava o filho mal, enchia de mimos, ele mais crescia e ouvia os suspiros da mãe, era uma pobre coitada e o marido, um estúpido.

Orestes, alguns dias, era uma grande bola rolando pela casa, levando chutes dos olhos em chispas do pai, agulhadas de seus urros, cortes das queixas da mãe e no fim das horas a bola estava esfrangalhada. Aí Orestes, espécie de irmão siamês da mãe, exigia dormir na cama dos pais, só ali havia segurança. Por vezes na madrugada acordava incendiando-se na quentura vinda de seus corpos, sentia cochichos e vozes derramando um caldo pastoso. Era quando o pegavam no colo e o depositavam nos lençóis gelados de sua caminha. Orestes não reclamava, sabia que cessando os gemidos no quarto ao lado a mãe voltaria a buscá-lo, então o calor

A maçã da rainha má

invadiria seus poros e fortes amarras o fixariam em meio às pernas de Ofélia. Ao amanhecer, golpeado por melancolia, o menino enlaçaria seu pescoço, ela miaria lamentos e ele se transportaria à noite. Igual ao pai, era capaz de arrancar gemidos da mãe.

Aos oito anos Orestes ganha bicicleta importada e passa os finais de semana com os colegas, pedalando. Cuidadosa, Ofélia não deixa de ensaboá-lo nos banhos, o filho, diz, não tem competência para lavar o pescoço e as orelhas. Nessa época o berreiro do pai ainda mais forte a tudo invade, e quando Orestes chega em casa vêm a dor de cabeça, as tonturas, os gritos nele se enroscam e ele cada vez mais tonto. Chega, atira-se ao sofá e é bombardeado pelas brabezas do pai, ele tinha razão, aquele menino está virando um frouxo, a culpa é da mãe e a mãe suspira, é uma pobre coitada com vontade de morrer. Orestes foge ao quarto, mas ali também os gritos, eles dão chicotadas, dificuldade para respirar, mas o pai nada enxerga e todo enrolado em si e cheio de medo, o menino se abraça ainda mais e mais e a mãe bate: Abre a porta. Tem de abrir porque ela quer entrar. Aí é o colo da mãe, a mão da mãe nos cabelos e as queixas nos ouvidos. Orestes deve se cuidar, o marido é tão violento e ela é tão infeliz, ela só tem Orestes, só Orestes.

O olho azul marinho clama, Orestes, por favor, o olho negro chora, Orestes, não me abandona. E ele cada vez mais pensa em crescer e estudar longe, enrosca-se mais e ainda mais, não, ele não pode, e ele não sabe o que não pode, ele sabe, ele sabe que não pode nada, o pai já disse, ele está crescendo um incapaz, um porcaria e a mãe diz ele pode, e ele não pode, ele só pode ter sono, muito sono.

Um dia Orestes abandona a casa e sai a vagar pelas ruas. Não diz à polícia onde mora e fica detido até que os pais o descobrem. Mas o menino está mais calado, e com mais ódio nas palavras.

Parte 1

Assim Orestes entra na puberdade, as descargas elétricas vindas do corpo do pai aumentam enquanto a mãe aumenta os cuidados com ele, segue lhe dando banho e agora ele tem as transformações do próprio corpo acompanhadas por seus olhos, sempre a dizê-lo incapaz de se lavar. Incapaz, incapaz, milhões de vezes incapaz.

Orestes, certo dia, não retorna do colégio. Não o encontram, nem a polícia. Não, ele não tinha ido à aula. Uma semana depois o menino é encontrado em meio aos drogados, num casebre. E ele é firme, não queria mais voltar para casa. É internado, psiquiatras, tratamentos, brigas e carinhos. Curado, ele depois lembraria: Eu fui perdendo a vontade de falar.

Se em casa passa calado, Orestes começa a ficar estranho no colégio, e dizem-no cheio de manias, faz caretas para as pessoas, dá pontapé no que vê pela frente. Com doze anos briga com Ofélia, não a admite em seu banho. Naquela tarde Ofélia semeia queixas pela casa, ela, tão diligente, foi chamada de chata e metida pelo próprio filho. Grita: *"Filho desnaturado e mal agradecido"*, o pai bufa, diz o quanto foi avisada, criava o filho mal, e as palavras além dos poros alojam-se nos dedos e nas unhas de Orestes. O menino faz nó com os braços e se comprime demorado, sente a proteção das saias e mesmo das pernas da mãe sobre si. Anseia esbofetear o pai, não, vai esbofetear a mãe também, não, ele adora a mãe, não, ele não vale nada, o pai é quem sabe das coisas, ele é um zero, um zero absoluto.

Começará a se odiar, seu pai está certo, de nada vale, precisa da mãe para tudo. Quando a mãe se lamentar, dizendo que a vida é sofrimento, fugirá ao quarto para ocultar a raiva incendiando os olhos. Descobrindo-se odiável e desprezível, Orestes passará a evitar as pessoas, voltará às drogas e começará a beber, isso o fará se sentir melhor.

A maçã da rainha má

Orestes alternará períodos em clínica, outros detido, e outros em casa, onde o amor da mãe cresce numa presença afiada por lágrimas e carinhos. Mas ele sempre buscará o quarto, e manterá janelas e porta bem trancados, senão a mãe a tudo invadirá, ainda que pelas frestas. Então, magro e pálido e com manias crescentes, o filho passará ali fechado. Mesmo assim, temerá os gritos do pai e os olhos da mãe, seus braços, suas pernas.

Mas os tentáculos serão muitos. Invadirão onde estiver, imobilizarão seus planos e suas namoradas em rituais de sedução. Então, as palavras do pai: Casou com uma imbecil que não soube criar o filho, e ele virou um bêbado, um perdido.

No dia dos seus vinte anos, Orestes escreverá o bilhete: *"Porque te odeio"*. Expressou-se errado, não, não é isso. E fará outro: *"Porque te amo"*. A dúvida o invadirá. Enxergará o "te amo" e o "te odeio" crescendo, e, gigantescos, atacando-o. Orestes não suportará. Buscará o revólver do pai. O tiro será no ouvido.

Conto 11

Fios

Quando pesquisei Famílias Monoparentais, realidade cada vez mais presente na sociedade, trabalhei com "Mulheres Chefes de Família", unidade composta de mãe e filhos, onde a quase totalidade dos encargos eram exclusivos da mulher. Entrevistei mulheres de todas as classes e níveis educacionais. O denominador comum a elas era a fortidão, dar conta do trabalho doméstico e profissional, cuidar da prole e de si mesmas, em geral, muito bem.

Fios é um relato sobre "abusos morais" assistidos e sofridos por três mulheres.

Gilda era a mais linda de quatro irmãs, e foi de tal maneira tocada pela vaidade que, feito narciso, nela se afogou; sem receber limites, ao se impor através da beleza, cresceu exigindo ser o centro do mundo; quando a vida trouxe Gilda à realidade, ela passou a engolir o amargor que aprendera a semear sobre as irmãs; e ela se fragmentou, encolheu, secou.

Marlene, vitimada com pinceladas de abuso sexual, entrevistei no Centro de Observação de Menores, era mãe de um delinquente de classe média alta. Na juventude, Marlene tinha mãe moralista, e foi sendo abusada sem perceber, entregou à

A maçã da rainha má

mãe os "pratos saborosos" que ela queria, e, assim como perdeu o filho, perdeu a si mesma.

Dulce, contou a prima, era feinha, feinha. Morava na casa ao lado, e a prima, desde pequena, era dita bonita, elogiada, fotografada. Cresceram juntas, mas Dulce se comparava, Dulce não recebia elogios, e Dulce tinha de ser maior, ter mais atenção, ser mais falada. A prima era tímida, Dulce era extrovertida, esperta e falante, e os fios foram sendo colocados; e, com sutileza e graça, amargavam, isolavam e enredavam a prima bonita.

Juntei esses três casos estudados em pesquisas. Fiz com que, idosas, as três mulheres se encontrassem numa praça. E, como todos, elas guardam "ancestrais funções", são tecedeiras de "tarefas universais" e cumprem seus "atávicos ofícios". Parte deles são fios enroladinhos e guardados nos escaninhos das memórias de suas intimidades. Só que esses fios ficam em casa, em esconderijos indevassáveis. E tal e qual com toda a gente, os "fios de tecer" – usados nas praças, nos chás e nas festas – são pegos ali, ali são abertos e esticados; transformam-se num "alimento social" que também serve a nutrir suas cambaleantes personalidades que foram agredidas por alguém próximo que as invejou, ou submeteu, ou abusou.

A pessoa perversa, como já dissemos, é narcisista e sádica; precisa submeter para dominar e apequenar. As personagens de *Fios* são verídicas e suas histórias desnudam como o abuso subterrâneo fragiliza a autoestima de quem é invejado. A inveja se confunde com a vaidade numa espécie de "teia obsessiva", na qual o predador busca se impor, dominar e subjugar.

"Vaidade das vaidades! Tudo é vaidade!", essa conhecida frase bíblica está em Eclesiastes. Francis Bacon escreveu que *"o homem que não tem virtude própria sempre invejará a virtude dos outros.*

Parte 1

A razão disso é que a alma humana nutre-se do bem próprio ou do mal alheio, e quem carece de um aspira ao outro".

O fato é que essas três mulheres, assim como a multidão envenenada pelas relações tóxicas deste mundo, são apenas guardiãs de sonhos e tecedeiras de vida, que poetizam vinagres para melhor respirar sufocantes maldades algodoadas.

Fios

Estavam velhas, e não pelos cabelos brancos, bengala, idade. Estavam velhas porque eram iguais a algumas mocinhas carregadoras de setenta anos e diferentes de idosas com quinze, só isso. Conheceram-se ali no parque, a manhã era de outono e elas pisavam tapetes de folhas secas, estalando gostoso debaixo dos pés. Diziam ignorar o dia quando haviam se conhecido. Mas ficaram amigas e depois de muitas conversas no banco à beira do laguinho passaram a se visitar, ofereciam-se chás, trocavam lembranças. Era como se puxassem um fio de conexão, tudo o que as ligava era comum, entende? Todas tinham filhos maravilhosos, netos encantadores, receitas de bolos infalíveis. E como o fio era o mesmo, teciam a seis mãos, dia após dia, repetindo o mesmo ponto, uma colcha densa e pesada, boa para a gente se abafar.

Gilda, bonita, bonita, bonita, carregava olheiras denegridas e um estilete na extremidade de cada olho, mas de sua fala escorria mel. Dulce era a mais falante, engraçada, tinha uma presença necessária porque na ausência dela as outras ficavam mudas. E Marlene era o que tinha de ser, quero dizer, divertida quando Dulce fazia rir, amarga quando Gilda suspirava, e não sei dizer como era quando era ela, porque talvez nem ela mesma soubesse.

A maçã da rainha má

Eu as conheci no parque, ouvi suas conversas, acompanhei seus crochês; quando faltava fio, elas puxavam de outro banco, pegavam no ar, ou na calçada, ou a caminho de casa. É que esses fios, idênticos, esparramam-se por tudo, desde que se esteja na rua, o espaço público. Dentro das casas, guardam-se os outros; os fios de arame farpado, os de corda, de seda, sangue, os de prata. Não lhe vou dar explicações dessas esquisitices, afinal você conhece a gente daqui, então bem entende. E sabe, raramente as pessoas enxergam pedaços de seus fios, mas dedicam a vida a cuidar deles; embora ocultos, são os fios que determinam os caminhos e descaminhos de toda gente.

Pois Gilda, com os carretéis que escondia nas gavetas, embaixo dos tapetes e dentro dos sapatos, guardava, como todos, fios vindos da infância. Gilda menina, feições perfeitas, pele alva feito louça; tinha três irmãs, mas onde chegava só viam ela; idolatravam sua beleza igual fosse a lâmpada de Aladim, aquela capaz de realizar todos os desejos; e Gilda queria ser dona da lâmpada. Veio o tempo em que as fitas de veludo, os broches franceses e os enfeites das irmãs desapareceram, então apenas Gilda usava adornos especiais; descobriram os enfeites escondidos embaixo de sua cama e muito riram. Mais tarde, à época dos bailes, a chegada de Gilda era aparição; a mãe deliciava-se em exibi-la à cunhada de joias incomparáveis, à prima sempre atraente e a tantas que ao longo da existência a haviam amassado. O pai erguia os ombros ao mostrá-la ao sócio majoritário, ao irmão que não estudara e ficara o mais rico, e a outros, muitos outros.

A mãe descobriu costureira de bons preços e eles puderam, sempre, ir às festas com quatro filhas deslumbrantes; mas na hora de sair, Gilda tropeçava em algo e manchava ou rasgava sua roupa; a solução era a modista careira. E Gilda passou a usar

Parte 1

vestidos melhores que as outras e deslizava entre exclamações e encantamentos. Gilda então se afogou num oceano de fios e quando a vida despojou-a do trono, começou a puxá-los; de uns se originavam outros e nasciam fios de arame, fios de espinhos, fios de pregos; enrolou dezenas de carretéis e com dedos espinhados e olhos despejando revolta atravessou a vida, casamento, filhos, viuvez, sempre fiandeira, sempre fazendo carretéis. E assim foi a sua maneira de cumprir a ancestral função.

Já Marlene, ela tinha os fios em meadas e os guardava no cofre, no compartimento falso do baú, na caixa com as joias herdadas da mãe. Ali, a pequena Marlene, vivendo à sombra da mãe moralista, sentindo raiva da mãe moralista que só falava na pouca-vergonha da vida; depois a Marlene moça, namorando, a mãe grudada, exigindo cuidar dos namorados enquanto se lambia e se apalpava, sempre clamando, os homens eram nojentos. E aí, como os fios já fossem muitos, Marlene pegou-lhes a ponta e começou a fazer meadas. Marlene casou, teve um filho, descasou, voltou a morar com a mãe que tomou conta do menino. A mãe, sempre voltando a falar sobre imoralidade e lhe apontando homens; e fazendo o pudim de laranja em troca de ouvir detalhes das suas noites com os namorados. Cresciam os fios, Marlene cada vez mais arranjava homens diferentes e cada vez era maior o tempo dando os detalhes deles na cama para os gemidos da mãe. O menino crescia rebelde, ela nem via, a mãe dizia que aquilo era normal. Na época em que Marlene trocava de homem como trocava de roupa, a mãe começou a lhe dar dinheiro. Marlene já não trabalhava. Então a mãe elogiava um vizinho, um amigo, e a filha entendia o fundo de suas palavras, o desejo pelo macho. A mãe tanto escutou que acabou na miséria, e Marlene, diziam-na puta. Quando a mãe morreu, o menino tinha

A maçã da rainha má

se envolvido com drogas, Marlene guardava incontáveis meadas enchendo os colchões e derramava um caldo cheio de raivas. Veio o tempo em que o filho começou a andar com traficantes e ela já não sabia bem de si; mas daí também puxou fios, hoje guardados nos subterrâneos da existência, procura pessoas e esparrama agrados com jeito de quem implora desculpas. E, fiandeira, desempenha, também ela, a tarefa universal.

Dulce, caminhar dançante feito a fala, guarda os rolos com seus fios dentro das almofadas, travesseiros, sofás; tudo no macio, igual seu jeito de ser nas salas, sempre a todos encantando com alegria e ditos cheios de graça, isso quando não canta, dança, conta anedota. Dulce é filha única, mas como os tios moram ao lado, os primos são os irmãos. Dulce menina é Dulce colada na prima de sua idade. Dulce, dizem, é feia, parece uma macaquinha, rosto amassado, perna torta; da prima, só falam em seus cabelos de anjo, também o rosto, um cromo. Andam juntas, e a prima, igual fosse imantada, prende os olhares; e Dulce começa a encher as mãos de fios. Quando a prima engorda, ela faz passos de dança, manda que a imite e vai rindo, também com aquele corpo não conseguirá, e com sutileza aprende a esparramar fios nos caminhos dos outros. Os fios se estendem, a prima se imobiliza perante a graça e a alegria crescente de Dulce, engorda e cada vez mais perde o assunto. Já enrolando os fios, Dulce imobiliza os primos com ditos irônicos, conquista as salas com alegria e submete a quem não a obedece. E a Dulce amarga, escondida na pele da Dulce engraçada nas salas, é fiandeira de mãos que nem ela vê. Casa, tem filhos e se divorcia esfarrapando-se na tessitura, e desempenhando, igual a todos, o atávico ofício.

Parte 1

Perfume de chá inglês e bolinhos de nata, mesa posta com três xícaras de porcelana, bule fumegante. As vozes são macias, falam sobre a novela, as roupas da moda, os preços. Serenidade. Menos necessárias e donas de poucos atrativos, atingiram a etapa de causar menos inveja, então os arames farpados diminuem. E como guardar os carretéis, os rolos e as meadas nos esconderijos é o mais importante, seguem recolhendo fios nas praças e nos espaços comuns para distrair mãos, olhos e falas.

Conto 12

Desvio

Conheci, no Centro de Observação de Menores, uma menina de 17 anos envolvida com drogas e prostituição. Era inteligente, classe média, muitos conflitos. Eu já havia lido o processo e a anamnese, tinha ouvido psicólogo e pedagogo, e quando ela sentou à minha frente, contou sua história com palavras fáceis e sem autopiedade.

Com 13 anos, tinha saído da casa dos pais, no interior, para morar com os tios noutra cidade. Queixou-se de *"falta de diálogo"* em casa, considerava o pai um *"recalcado"*, e os irmãos *"uns chatos que passavam estudando e vendo televisão"*. A mãe era uma *"mandona que só dava carinho para os meus irmãos, porque eu não me calava para ela"*. Disse que em casa ninguém gostava dela porque era autêntica; quando contou que transava com o namorado, apanhou do pai. Então foi morar com os tios que, sem filhos, viviam convidando para ir estudar na capital. Agora vivia num apartamento com as amigas. Perguntei: *"Por que você não continuou com os tios?"* Olhou de cima e disse: *"Só se eu fosse louca"*.

Eu não precisava fazer perguntas, ela não parava de falar. Disse que os tios até foram bons, mas na casa deles o que mais

A maçã da rainha má

havia era *"cinismo, hipocrisia, nojeira"*. Ganhava mesada dos pais e tinha feito amigas, então foram morar juntas. Estudos? Sim, estava matriculada, de vez em quando ia às aulas, *"uma chatice"*. Voltei a perguntar pelos tios. *"Agora faz tempo que não vou lá. Mas, sabe? Aprendi muito da vida nos dois anos em que morei com eles"*.

A história que a menina me contou, e que teve espaços preenchidos pelos técnicos do Centro do Observação de Menores, foi a inspiração para o conto **Desvio**. Usando a literatura, faço um relato de personagens reais, que recebem detalhes ficcionais. Talvez o conto leve à mesma reflexão que a menina contou que teve, quando sentou no chão, olhando a tia: *"Eu não podia acreditar no que estava vendo"*.

Por que eu coloco aqui essa história? Porque se trata de um caso de abuso emocional em que a vítima termina se tornando cúmplice de seu agressor. Psiquiatras franceses denominam a situação de Abuso Moral Enredado, no qual a vítima fica de tal maneira fragilizada que começa a engendrar formas de ser "amada e querida" pelo perverso: *"Ao se instalar o enredamento e o controle, as vítimas vão-se tornando cada vez mais confusas. Ficam como que anestesiadas, descrevem o próprio aniquilamento parcial de suas faculdades. (...) No combate psíquico, as vítimas são esvaziadas de sua substância, renunciam à sua identidade e perdem todo valor aos seus próprios olhos"*.

A relação de Assédio Emocional é cada vez mais presente em ambientes de trabalho, como nas empresas; ali, quando um narcisista sádico percebe "campo frágil" no colega que o incomoda (em geral, inveja), começa a manipulação que terminará por desestruturá-lo. E quando esse assédio se torna Emaranhado,

Parte 1

a vítima quer agradar ao predador (com mais poder), e pode se estabelecer uma relação patológica na qual "um enreda o outro".

É o caso da personagem do conto Desvio, observado pela sobrinha, entre o casal de tios. Nas palavras da psiquiatra Marie France, *"em casos assim, os terapeutas preferem falar em relação perversa em vez de falar em agressor e vítima"*.

Quando querem exemplificar a dimensão do processo de manipulação do predador sobre sua vítima, e de como essa fica dependente e submissa a ele, os pesquisadores franceses costumam citar os filmes de Hitchcock. Brasileira, lembro mais das crônicas de Nelson Rodrigues, que escreveu: *"Criou-se uma situação realmente trágica: ou o sujeito se submete ao idiota ou o idiota o extermina"*.

Desvio

Ainda ontem, tia Angélica alegou compromissos, almoçou com pressa e, pegando o casaco, bateu à porta. Achei estranho, ela é de fazer tudo pelo miudinho, não traz pão e leite sem avisar e quando chega é sagrado contar a vida de quem viu, tomando café com pãezinhos de queijo. É uma chata, mas bem vejo o quanto aprendo com ela. É como se tia Angélica e tio Frederico vivessem num papel com dobraduras, em cada prega uma realidade ao contrário da outra.

Vivo me perguntando se não faria essa descoberta com qualquer parente com quem viesse a morar na capital. A causa é o meu desvio, sabe? Pois isso de enxergar desviado é velho em mim e incomoda demais. *"Sabrina, já estás com as tuas manias"*, eu ouvia da mãe quando ainda bem pequena, lá em Rio Bonito. Acho que esse jeito esquisito de ver me acompanha desde os cueiros, sei lá, sei é que é como se abrisse uma porta e os esconderijos das pessoas se escancarassem e as imagens aparecessem e eu ali, a tudo vendo, e pior ainda, vendo o invisível. Você não imagina o meu sofrimento, às vezes enxergo a grandeza a quem desprezam e a podridão de gente reverenciada. Por sorte e por teimosia, vou levando, já aprendi como a realidade, a verdadeira, não está nas coisas vistas, nem nas ouvidas. Esse mundo é muito cínico, sabia?

A maçã da rainha má

Mas voltando à tia Angélica, eu gosto muito dela. É egoísta e dissimulada, e sem dar por isso esconde-se em mulher cheia de bondades, principalmente com o tio, que é ruim para ela, mas ela finge que não é. Ninguém percebe como é perigosa devido a revestir-se de palavras e ditos adocicados e a viver desfiando as ajudas prestadas aos outros. Para mim, ela é moldada em ouro e restos de lixo, e se num dia desejo lhe acariciar os cabelos, noutro eu me enfio no quarto com medo de que enxergue o meu nojo.

Já com tio Frederico a coisa se complica. O rosto dele é feito por duas metades diferentes, assim como se um lado fosse de algodão e outro de ferro. O lado esquerdo é duro e tem olhos azedos, o direito é macio e faz a gente flutuar. Quando ele e a tia estão sós em casa, domina o homem ruim e é quando, tremendo e igual uma escrava, ela só faz o que ele manda, cuida da limpeza de tudo e da exatidão dos temperos. Se chega alguém, as feições do tio mudam e a ferocidade se transforma em bondade e compreensão. É quando a tia vira companheira, fala com voz dengosa e prende seus olhos enviesados. E a coisa é muito louca, porque mal saem as visitas, ele muda o rosto e a voz, e ela volta a não ter vontade própria e a ser hábil em ignorar seus casos e suas amantes.

As mulheres de meu tio. Quando percebi a verdade das suas noites em reuniões intermináveis, a tia sofrendo chiliques e eu varando horas a lhe entregar xícaras com chá, tive pena. Mas tinha algo errado, fiquei atenta e nunca mais senti pena da tia. Sabe, a gente só se enreda na pena quando ainda não entendeu as coisas por dentro.

A chave da minha descoberta foi o suspiro. Uma loucura, os suspiros da tia Angélica, eles atravessavam a casa e as pessoas, a carne e a alma, apertavam a gente, aquilo era horrível. Mas depois comecei a perceber a existência de suspiros diferentes. O comum,

Parte 1

envolvido em farpas, era agudo e desafinado, e o outro corria sinuoso e se enroscava por tudo. Demorou algumas semanas, mas depois entendi. Se tio Frederico passava vários meses voltando cedo para casa, era tempo dos gemidos em estilete, cortantes; mas quando vinha a época dele sumir, ela mudava o tom e se instalava uma coisa esquisita, que fervia, sabe? A minha cabeça queimava, eu estava diante da mais concreta verdade e buscava algo feito o mapa da mina pra enxergar as coisas em seus lugares. Então, tive mais atenção e grudei nos suspiros.

Pois foi numa quarta-feira de cinzas. Terminava o carnaval e tudo ficou bem claro, bem ali na minha frente, enquanto tio Frederico e tia Maria Angélica escolhiam a próxima amante. Recém-chegados de um jantar, ela sinalizava, igual farol, girando e modulando a voz, olhos e sobrancelhas: *"Aquela mulher do engenheiro chefe, que mulher interessante"*, dizia. Imaginei a mulher do engenheiro chefe insinuando-se para meu tio e ele não dando a mínima.

E agora tia Angélica dava o sinal verde, mais que isso, incitava. Levantei da mesa e afundei na poltrona. Ele desfazia da escolhida, não achou bonita. Mas a tia farejava boas possibilidades e avançava, analisando as pernas da mulher, longas e bem feitas, a cintura fina e o caminhar elegante. Vi então minha tia crescer, e entendi: Ela seria dona de um homem que tinha como amante, uma mulher especial.

Foi quando começou novo tempo. O tio com roupas novas, escolhidas por tia Angélica. Programas todas as noites e dali a duas semanas o trabalho na empresa aumentou tanto que as reuniões só terminavam de madrugada. E logo os suspiros de tia Angélica ficaram mais fortes, e o tom, mais os gestos e os olhares, tudo mudou.

A maçã da rainha má

Nunca fui tão prestativa em preparar os chás. Descobria ervas fantásticas e inventava infusões mágicas que fariam minha tia dormir, livre, coitadinha, daquela angústia. Na madrugada em que avisei, traria a mais milagrosa das infusões, eucalipto prateado com chá de cidreira temperado com mel de lechiguana, as imagens desprenderam-se e apareceram claras para mim: Tio Frederico na cama com a mulher do engenheiro, as pernas longas, a cintura fina. E tia Angélica pelo meio dos dois num delírio pastoso por entre gemidos escaldantes e queixas em voz voluptuosa. Era tão forte a minha visão que deixei a xícara cair, mas a tia nem percebeu. Corri a trazer mais chá e quando voltei, ela chorava, convulsivamente. Conheci, então, um novo choro, mais cheio de soluços que de lágrimas, o corpo rolando, as mãos se apalpando, que a dor, dizia, era insuportável. Comecei a beber o chá que lhe trouxera, sentei no chão, e emborquei o resto. Agora minha tia havia retornado aos suspiros e regurgitava orgasmos.

Conto 13

Marcha à ré

Cooordenei, no sul, uma pesquisa nacional sobre Famílias Monoparentais com "mulheres chefes de família". Eram os anos 1980 e essa organização familiar aumentava. Em geral, por separação, as mulheres ficavam com os filhos e a responsabilidade pela família; na época, a Justiça não punia com prisão os pais que não pagassem pensão aos filhos, e nem havia guarda compartilhada. A lei do divórcio era recente: 1977. O autoritarismo masculino do velho patriarcado era forte, e a entrada das mulheres no mercado de trabalho era recente. As mulheres enfrentavam uma sociedade rígida. E seus trabalhos e suas atitudes desatreladas de uma "chancela masculina" eram vistos com desconfiança, crítica e ironia.

Essas novas mulheres ficavam responsáveis não só pelos cuidados aos filhos, mas também arcavam praticamente sozinhas com os gastos. Faziam duas, três jornadas, mas davam conta do recado. Saber quem eram essas mulheres, como "se viravam", como mantinham o equilíbrio financeiro e emocional, era a grande pergunta que sociólogos de várias Universidades brasileiras foram chamados a estudar.

Conheci muitas delas, ouvi suas histórias, presenciei seus dramas e seus sucessos. Era incrível comprovarmos como a mulher chefe

A maçã da rainha má

de família se organizava melhor, tinha mais disciplina, era mais controlada financeiramente, e, inclusive, cuidava melhor de si mesma do que as mulheres casadas. As mulheres chefes de família faziam mais academia, estudavam mais, liam mais, e cuidavam de ampliar círculos de amizade. E conseguiam isso não por serem relapsas com os filhos, mas por disciplina e organização.

Mas estamos aqui para falar em Abuso Emocional. E o que se percebeu foi que, com o novo papel conquistado pela mulher no final do século, os homens foram baixando o "autoritarismo visível". O *eu quero, eu exijo, nunca mais me contrarie...*", os gritos, as agressões verbais e até físicas. Mas ainda permanecia o machismo introjetado que passou a ser exercido através do "Abuso, ou Assédio Moral ou Emocional". Esse tipo de abuso, sabemos, é antiquíssimo, basta procurarmos na literatura. Mas ele praticamente "explode" nas últimas décadas do século 20.

Quando entramos no terceiro milênio, os homens já assimilavam a mudança e aparece a distribuição de papéis compartilhada entre homens e mulheres. Homens mudam fraldas e mulheres assumem cargos cada vez mais importantes, as funções do dia a dia entre os dois se alternam de modo que as necessidades familiares fluam com maior facilidade. A sociedade tem substancial ganho nesse momento em que a ternura deixa de ser exclusividade feminina, e a autoridade deixa de ser exclusiva do homem.

Nas primeiras décadas do novo milênio – a chamada "Sociedade Líquida", como diz Bauman –, tudo se torna um tanto volátil, os empregos, os amigos, as coisas que temos. O consumismo se instala em dimensão crescente, joga-se fora para comprar mais. Vários analistas dizem que tal postura se projetou ainda nas relações de casal; de fato, passamos a ver grandes festas de

Parte 1

casamento, verdadeiros shows onde os noivos se tornam dançarinos ou cantores, algumas vezes sucedidas, em poucos meses, pela separação do casal. O casamento também ficava líquido.

O conto a seguir, **Marcha à Ré**, narra a luta interna das mulheres do final do século 20 pela separação. De lá para cá, mudou bastante. Mas fica o registro.

Marcha à Ré foi escrito com pedaços das histórias das dezenas e dezenas de mulheres que me contaram o enfrentamento que viveram para se divorciar.

E o Abuso Moral, onde aparece em **Marcha a Ré?** Aparece pulverizado. O marido não aceita a separação *"porque ela tem tudo o que precisa, não tem o direito de não ser feliz"* (um dos bordões mais usados, ouvi dezenas de vezes de mulheres de várias idades). A mãe da personagem questiona e também não aceita, as amigas reagem, e, de alguma forma, a maioria dessas mulheres que criticam também abusa moralmente da personagem. Algumas porque não tiveram a coragem de Maria Aparecida e a invejam, outras porque a atitude da amiga as coloca em questionamento sobre a transparência do próprio casamento. E todas as mulheres que se tornaram "chefes de família" contam da colega de trabalho – ou amiga – casada que a surpreendeu, tentando ajudar e se solidarizando. A atitude de Maria Aparecida é de rebeldia, porque ela vive num meio rígido e patriarcal.

Quando alguém assume com equilíbrio e segurança uma atitude de rebeldia – sem anarquismo pirotécnico e autodestruidor –, esse alguém incomoda. E a resposta será uma espécie de ataque "suave, mas constante", via Abuso Moral. Ou seja, injetando inseguranças, tratando-a como infantil e boba, ou mesmo ironizando.

Marcha à ré

O motor ruge em meio à avalanche de chuva, a luz dos faróis mal ilumina o negrume da estrada e o carro avança e a água se estilhaça nos vidros e o limpador de para-brisa vai e vem e a mão de Pedro na alavanca engrena a segunda, a navalha de borracha empurra chuva, um gosto acre queima a boca e contorce os miolos e Maria Aparecida endurece o corpo, aperta os dedos e se abraça enquanto o limpador leva e traz os olhos e a voz de Pedro: *"Cida, não dá pra entender, com tudo para você ser feliz"*, igual à fala da tia Natália, *"e essa cara, Cida? Aceita a vida como ela é, marido bom a gente agrada"*, e desaba um rio pelos contornos e ela só enxerga a própria dilaceração, e os braços de Pedro cobertos por lesmas e escorpiões, a mão de Pedro volta à alavanca e o temporal ameaça: *"Você está doente, não tem motivo pra não ser feliz"*, enxerga os couros das vacas mortas, estaqueadas, imensos pregos nas extremidades, está feito eles: *"Pra mulher de homem rico que não tem amante, separação não tem cabimento"*, ouve agora a mãe, o carro pula, tropeça e afunda, e a caranguejeira salta na fala de Pedro, *"Cida, o que mais você quer?"* Ela sufoca, melhor espichar as pernas e se entregar, assim morrerá limpa feito a própria casa, os filhos, os armários, a cozinha, tudo

A maçã da rainha má

impecável e no lugar certo, sempre foi exímia no cumprimento das obrigações, tal e qual as existências que não pensam, servis, apenas servis, relampeja o céu e ela treme entre raios e luzes e se enxerga casando, toda linda e toda boba e toda embrulhada em nuvens brancas, e quem sabe os perigos das alvuras fossem maiores que os dos negrumes, e volta a se ver noiva e voltam as vozes, *"a gente vê, são duas metades que se encontraram"*. O que é uma metade? O outro lado, a base, o tempo de ser suporte, e outra vez as garras nos avessos e a aspereza do assento nos dedos, lembra o conto de García Márquez, a mulher sangrando pelo dedo da aliança, hemorragia incontrolável e morte, o rugido da trovoada amplifica as vozes, *"você deve estar doente, com a vida que tem, separação, ideia de mulher desvairada"*, o carro mergulha e a gosma entope a boca, o nariz, os ouvidos, e ao longe o casamento da filha, o filho saindo de casa, ela escondendo de Pedro a causa ser ele, cumprindo os desígnios, *"mulher tem de acomodar as arestas"*, mulher-algodão, mulher sufocada, empapada, e caem pedras e se sente culpada e não sabe por que, mas está proibida de não ser feliz e a voz da mãe insiste: "Como pode estar assim? Teu casamento é ótimo", sacode o rosto e levanta os cabelos, respira fundo, se o temporal é violento, haverá dia de sol, sabe os avessos, e chega a amiga, *"Cida, quando a gente tem marido como o teu e não aguenta mais, pede joia, viagem, nova decoração para a casa"* e o carro avança, é madrugada e ainda chove em avalanche, e outra amiga agarra-lhe a mão, *"não faz burrice, arruma um amante, homem casado e importante, o caso será secretíssimo, a gente fica mais bonita e se sente culpada, e aí leva o casamento adiante"*, a navalha de borracha vai e vem e desabam cortinas

Parte 1

de águas negras, o carro estaciona. Pedro desce e avança pelo avarandado. Ela estica o braço e destranca a porta, espicha o pé e afunda na chuva. Sai, inunda-se, para e permanece de pé, estática, lavando-se e se deixando lavar. *"Cida, está louca, sai da chuva"*, ele grita gesticulando, chaves na mão. Maria Aparecida pisa o rio a seus pés e ouve um fiapo da própria fala, *"Pedro, eu não vou entrar"*. Ele grita ainda mais alto, *"está louca, anda logo, olha os raios"*. Arrebenta nova trovoada, os céus faíscam e as pedras tremem. *"Cida, não me ouve, Cida!"* Ela ensaia os primeiros passos, descobre-se firme, levanta a cabeça e esboça um sorriso. Enxerga invisível caminho a iluminar a escuridão, o rugido das trovoadas vira a marcha triunfal de Aída e, harmoniosas, as águas caem em ritmo acolhedor. Alguém grita, *"estás ensopada, corre, vem"*. Ela abre a bolsa, pega a chave do próprio carro e se dirige a ele. Entra. Engrena a marcha à ré.

Parte 2

Ser ou não ser Sísifo[*]

Antiquíssimo provérbio chinês diz como *um instrumento justo nas mãos de um homem não justo tem efeitos não justos*. Ou seja, o homem importa mais que o instrumento, logo, para o mundo se transformar, o ser humano é quem deve "se" transformar. Enquanto as palavras das pessoas não corresponderem às atitudes, a evolução do mundo permanecerá no plano da idealização e da irrealidade. Pessoas sedentas pelo poder, o ter e o parecer acostumam-se a manipular, falar inverdades, distorcer injustiças, usar uns aos outros e adotar centenas de outros comportamentos desviados para alcançar objetivos. E à medida que esse grupo nefasto à sociedade amplia-se, mais entre eles próprios – que passam a ser os mais visíveis – são criadas frases, afirmações e justificativas repetidas sem cessar. O conhecido chavão, *"uma mentira repetida cem vezes torna-se uma verdade"*, dissemina a anomia, o desregramento humano e a doença social.

---

[*] Na mitologia grega, Sísifo era um mortal que despertou a ira de Zeus e recebeu o castigo de, por toda a eternidade, rolar imensa pedra de mármore até o cimo da montanha; lá chegando, a pedra cairia e ele deveria voltar a empurrá-la morro acima.

A maçã da rainha má

Imersas na vaidade e em sua irmã gêmea, a inveja, as pessoas mascaram as distorções do que sentem, planejam e fazem usando véus de normalidade. Essas gêmeas – vaidades/invejas – estão por tudo e chegam em manobras explícitas e mal disfarçadas, ou em armadilhas engendradas em busca de domínio maior ou menor, de importância pública ou privada, de ser aplaudido ou quem sabe reverenciado. Ignora-se como nenhum domínio dá maior poder à pessoa quanto o domínio de si, ignora-se como nenhum aplauso externo supera o aplauso da própria consciência, ignora-se como nenhuma reverência tem mais valor do que a dada pela pessoa a si mesma, quando se curva perante si para proteger sua inteireza, sua paz e harmonia.

Mas em sociedades doentes, a riqueza interna foi substituída pela pobreza interna, que é o veneno gestado em indivíduos mais frágeis que bonecos de papel, de alma sangrando pelas punhaladas da própria inveja, e pelos sonhos de pertencerem aos que mais ostentam, mais aparentam e mais podem. Egos famintos criam dentes.

O drama aumenta quando esse triste exercício é feito em grupo. Um deles, inesquecível, se deu na Alemanha nazista, onde se enxerga de forma clara o elemento detonador da fúria dos que "precisam" se afirmar superiores: o ódio.

Pessoas recheadas de revolta e ambição – em geral, desmedida – procuram se aproximar de movimentos com bandeiras de superioridade, e "grudam" nesses grupos com subserviência. Ou fazem o inverso: abraçando a causa dos inferiores, destilam ódio aos ditos "superiores". Bandeiras erguidas e frases panfletárias são "os adesivos" que grudam uns aos outros, bloqueiam a reflexão, cegam e mobilizam. A amálgama desses grupos não é conhecimento, nem reflexão e amadurecimento de ideias

Parte 2

transformadoras. Aqui, a dinâmica de uns e outros se assenta na miséria maniqueísta de "bons versus ruins", "especiais versus ordinários", "ricos versus pobres", "raça A versus raça B", "crença X versus crença Y" e assim por diante. Esse estímulo à polaridade pretende unir a massa que os empurrará ao poder; quanto mais os líderes incitam o ódio, mais forte será a cumplicidade da "manada" e mais fácil será manobrá-la.

Esses são os populistas. Sejam da chamada – erroneamente – direita ou esquerda, são autoritários (mesmo que não às claras), e terminam encaminhando seus governos às autocracias. Impossível populistas valorizarem e amadurecerem regimes democráticos. Mesmo falando na importância do pensamento popular, por vias transversas farão de tudo para terem o domínio de todos os poderes.

Em um movimento assim nunca se forma um estadista (alguém norteado por legítimo compromisso com o povo e a nação), devido a tais líderes serem superficiais, e seus discursos panfletários serem rasos feito um verniz. Estadistas, ao contrário, estudaram e se prepararam para chegar ao poder, são capazes de dialogar e trocar ideias, e estão sempre abertos a ouvir opiniões divergentes; procuram, incessantemente, quem os possa auxiliar na tarefa de beneficiar o povo e a nação.

Sabemos, a democracia tem falhas, mas é o melhor e único sistema capaz de perceber a sacralidade dos valores humanos. Quem assim escreveu foi Kant, defensor da ideia de que as pessoas devem ser um fim em si mesmas, jamais um meio. Dignidade humana é princípio básico do Estado Democrático de Direito; seu fundamento kantiano é: *"Coisas têm valor, seres humanos têm dignidade"*.

"A maior descoberta da minha geração", disse William James, *"é que o ser humano pode mudar de vida mudando de atitude"*.

A maçã da rainha má

Comportamento é ação, atitude é intenção, é algo interno que exige harmonia, criatividade e percepção da necessidade de mudança. Tais pessoas, capazes de transformar o mundo, estarão centradas na essência e não na aparência, e irão assumir os riscos de abraçar o novo.

O Poder não é entendido. O Amor não é entendido. O Ser não é entendido. Há um sangrento e infeliz bailado de gente acreditando que ter Poder é dominar e submeter, sentir Amor é ter uma relação apaixonada – e possessiva –, e Ser alguém humano é ser bonzinho e obediente. Nada disso é verdade. Nada disso faz o mundo melhor. Nada disso impede as pessoas de serem antropofágicas, abusando e maltratando umas às outras, mesmo nas relações mais próximas e sob os símbolos do amor, da bondade e da solidariedade.

Vivemos num mundo Absurdo. Como Sísifo, atravessamos a vida empurrando pedras morro acima e vendo-as rolarem morro abaixo para de novo reiniciar. Vivemos entre relações tóxicas e abusivas, maldades e manipulações, mentiras e crimes de toda espécie, porque o Poder é Absurdo, o Amor é Absurdo, o Ser é Absurdo.

Estamos encapsulados no Absurdo.

Por quê? É o que refletiremos.

1
O poder absurdo

"Controlar os outros é força, controlar a si
mesmo é o verdadeiro Poder."
(Lao Tsé)

"A ânsia de Poder não se origina
da força, mas da fraqueza."
(Erich Fromm)

1 – *O Poder só é efetivado enquanto a palavra e o ato não se divorciam, quando as palavras não são vazias e os atos não são brutais, quando as palavras não são empregadas para velar intenções, mas para revelar realidades, e os atos não são usados para violar e destruir, mas para criar novas realidades* – disse Hannah Arendt. Ao contrário do que o ser humano tem pensado, o Poder tem uma dimensão transcendente – como a Arte e o Amor – onde não deve existir lugar para o Absurdo.

Antiquíssima, a palavra Absurdo vem do latim *absurdus*, usado quando algum elemento inserido na pauta musical fosse desagradável ao ouvido, quebrasse a harmonia da obra. Na literatura, textos literários com vocábulos dissonantes – sem coerência, incompatíveis ao todo – eram ditos *absurdus*.

A maçã da rainha má

E o que dizer de um mundo onde o Poder – a "potência para germinar/desenvolver", em seu sentido original – é exercido para inserir comportamentos incoerentes com a dignidade humana, incompatíveis com a justiça e a decência, capazes de incentivar a mentira, o ódio, as lutas e a degradação das pessoas?

Muito se tem escrito sobre a resignação do homem perante os Absurdos que o cercam. Albert Camus dizia que *o Absurdo só tem sentido quando não o consentimos*. Para ele, devido ao Absurdo permear este mundo, o homem é um ser acorrentado. E enfatizava como precisamos "obedecer à chama interna", fugir à prisão do hábito – que nos poupa de pensar e nos aprisiona a comportamentos congelados, aos sem caráter e à mediocridade imposta. Para a conduta de ruptura, Camus dava o nome de "honestidade", e expunha a "decência" como a única saída para um mundo "pesteado".

É dramático ver como o Poder Absurdo pulverizou-se na humanidade. Comportamentos de desvio sedimentados, e ainda comportamentos de políticos Absurdos, de figuras de projeção e dirigentes Absurdos, infiltraram-se na sociedade fazendo com que a clamada "honestidade" de Camus, como contraponto ao Poder Absurdo, cada vez mais se inviabilizasse. E, a reboque, disseminou-se e cresceu o Absurdo das relações tóxicas pelas quais indivíduos predadores abusam emocional e moralmente para desestabilizar, submeter e adoecer suas vítimas e seu entorno.

Indivíduos predadores são descritos por quem os estuda como de "aparência bem normal", comportamento narcisista e mesquinho. Denotam arrogância, egocentrismo, e são convincentes ao falar

Parte 2

para dissimular o próprio sentimento de inferioridade. Anseiam por admiração e aplauso, têm fascínio pelo sucesso público e são descritos por psiquiatras como verdadeiros "sacos" cheios de fúrias reprimidas. Como suas personalidades são desconexas, não sentem culpa. Sociáveis, escondem as pretensões de manipular e submeter. Fixam-se em pessoas nas quais percebem qualidades que desejam ter – como fortaleza, honestidade, sensibilidade, generosidade. Enquanto buscam a proximidade dessas pessoas, sentem inveja e, como uma esponja, querem absorvê-las. Importa minar a autoestima da "presa", agindo para que ela se afaste de quem pode fortalecê-la: colegas de trabalho, amigos, parentes. Precisam "pisar em cima" da pessoa admirada, ser mais e maiores do que ela, e criam situações que inoculem nela culpa e medo. Depois começa o "massacre emocional", porque o abusador emocional sente prazer em "esmigalhar" o alvo. Por quê? Por necessitar perceber-se "poderoso"; por ser pessoa vazia de Poder, anseia por um Poder Absurdo.

Muitos que perseguem o Poder Absurdo tornam-se ditadores, outros tiranizam suas nações ou comunidades, outros, seus condomínios, outros, suas famílias. Os seres humanos ficam enfeitiçados pela *potens* (potência) de "ser aquele que pode". Essa *potens* em geral torna-se *putris* (podre), e como tudo o que se putrefaz, ocasiona mortes e derrocadas, doenças e desequilíbrios de toda espécie. Quem vence o feitiço do Poder Absurdo e se realiza com seu próprio trabalho ou com sua criatividade não precisa dominar alguém porque possui força própria; a impotência dos fracos é que produz narcisismo doentio e dominação, às vezes sádica. A harmonia, condição onde inexiste espaço para o Absurdo, inviabiliza-se.

E o ser humano – que deve alimentar o corpo com comida e o espírito com palavras, pensamentos ou contemplações que o elevem

A maçã da rainha má

ou o façam refletir e crescer – equivocadamente quer se alimentar com um Poder invertido, um Poder Absurdo. O sonho mais nutrido é ter Poder Absurdo sobre vários ou alguns, porque a "chama" que os move é uma vaidade inflamada e uma ambição miserável.

O homem sempre lutou pelo Poder Absurdo e essa epopeia trágica é a nossa História. Sempre à busca de controle, domínio, fortunas, ouro e diamantes, domínio de povos e populações, tronos e impérios.

2 – Talvez a figura de Napoleão Bonaparte seja bastante emblemática em relação ao Poder Absurdo. Final do século 18, o Poder Absurdo da monarquia absolutista francesa vem abaixo em apenas três anos de crise social e política com a Revolução Francesa. Radical, burguesa e popular, a revolução atinge o Poder Absurdo em toda a Europa. Inaugura a universalização dos direitos sociais e das liberdades individuais com a Declaração dos Direitos do Homem e do Cidadão; abre-se o caminho para um novo Poder via consolidação das ideias republicanas e a representatividade popular da democracia.

Com 17 mil mortos, o rei Luís XVI e a rainha Maria Antonieta são guilhotinados. E as brigas seguem com o surgimento de grupos que lutam por um novo Poder Absurdo. A instabilidade cresce e chamam o general Napoleão Bonaparte para assumir o exército; brilhante, ele garantiria os avanços obtidos pela Revolução. Mas Napoleão termina dando um golpe de Estado e retoma um Poder Absurdo; cinco anos depois é proclamado Imperador. Na cerimônia de coroação, pega a coroa das mãos do Papa e ele próprio se coroa; fica bem claro de como não admitirá a voz de nenhuma autoridade próxima a si.

Parte 2

Uma década depois, o famoso e invencível Grande Exército Napoleônico ocupará quase toda a Europa ocidental e grande parte da oriental. Todos conhecemos essa história e o final de Napoleão. Assim, ambicioso, narcisista e autoritário, é o Poder Absurdo. Entre altos e baixos, batalhas e milhares de mortes e enforcamentos, debatem-se suas lideranças, sua organização, seu exercício. Avassalador e recheado por paixões de toda espécie, o Poder Absurdo escreveu a história da Europa e da queda do absolutismo com rios de sangue.

Antes, bem antes, desde as primeiras hordas, era desse modo. E depois seguiria igual, sangue, coroa e Poder Absurdo; ou sangue, gabinetes de luxo e Poder Absurdo. A ganância pelo Poder Absurdo recheia o homem. E se não pode ser o seu dono, trata de abraçar ideologias, gritar frases panfletárias das quais pouco entende e empunhar bandeiras para se aquartelar à sombra de futuros "donos do Poder Absurdo". Por quê? Qual a "substância" que gruda uns aos outros e todos contra os diferentes a eles? A "substância" é a segurança macia da cumplicidade, o sonho nutrido chama-se Poder, e a "chama" que os move chama-se ódio. A bandeira de justiça social erguida é apenas o passaporte para o domínio. No mais, o sangue correndo será o combustível para a explosão.

Pelos anos 1930 do século 20, como reação aos avanços do marxismo, impõe-se o nazismo de Hitler. Em pouco tempo, o movimento recebe uma espinha dorsal e um recheio de ódio e perseguição. O argumento era de que pessoas de raça "superior" – chamados "puros" – deviam dominar as raças "inferiores". Hitler precisava de apoio, por isso no início foi populista. Mesmo entre os políticos e militares que o apoiavam em 1934, fez o expurgo, matando ou prendendo companheiros que poderiam atrapalhar

A maçã da rainha má

seus planos; houve então a chamada Noite das Facas Longas, a noite das execuções políticas extrajudiciais. Além de chefe supremo, ele se tornaria o "juiz supremo do povo alemão". Conhecemos bem a tragédia desencadeada pela Segunda Guerra Mundial.

O jovem Adolf Hitler vivia em Viena, onde tentou estudar Belas Artes e Arquitetura, mas não foi aprovado ao ingresso nesses cursos; terminou indo viver num abrigo para desabrigados, onde pintava cartões postais, enquanto se revoltava com o sucesso de judeus como Freud, Klint e outros.

Psiquiatras que hoje vasculham a vida de Hitler revelam sua psicopatia em detalhes: com seríssimos problemas emocionais, sentia-se inferior, carregava toneladas de ódio por insucessos passados, tinha sérios problemas sexuais, um narcisismo desmesurado e era megalomaníaco; teria transferido aos judeus a raiva que tinha por seus fracassos, seu ódio, seus medos. Seu médico receitava-lhe crescentes doses de drogas causadoras de euforia que depois passaram a ser dadas às tropas. Com egos avassaladores e superegos atrofiados, as lideranças nazistas tinham comportamentos regressivos, com imagens mentais que trocavam o real pelo ideal; formou-se um sistema sociopatológico liderado por indivíduos inclinados à delinquência política. Por que tantos o seguiram e obedeceram suas ordens monstruosas, sem nada questionar e numa obsessão servil?

Quem vai nos dar a resposta será a filósofa judia alemã Hannah Arendt. Já famosa, ela vivia nos Estados Unidos e, segundo suas palavras, *"ansiava em ficar cara a cara com um líder nazista"*.

Ao final da Segunda Guerra, A. Eichmann, carrasco nazista gestor do genocídio nos campos de concentração, fugiu para a Argentina. Preso na década de 1960, é levado para Israel, onde é julgado durante 56 dias. Hannah Arendt é contratada pela revista

Parte 2

The New Yorker e, em Israel, acompanha e escreve sobre o julgamento. Eichmann, como outros oficiais nazistas presos, dizia-se inocente: *Eu apenas cumpria ordens do líder a quem tinha jurado lealdade.* Eichmann não tinha coragem de questionar o chefe, *ele era um burocrata obstinado e treinado para executar ordens que dava de dentro de seu gabinete, sonegando o pensamento.*

A filósofa judia descreve Eichmann como um homem de aparência vulgar e indiferente aos sentimentos; *frio e mecânico* – diz Arendt –, *ele parecia mais ser uma engrenagem.* Porém, o que mais nele a surpreende é sua incapacidade de pensamento. E conclui: Eichmann representa a banalidade do mal.

Observa como em Eichmann inexistia o "diálogo silencioso", a capacidade de refletirmos sobre nossas vidas e nossos atos. O sujeito não pensante faz apenas o que julga "seu dever", e obedece cegamente a uma lógica "de fora para dentro"; é um ser vazio de espírito, incapaz de dizer: *Não, isso eu não faço.* Tais pessoas renunciaram à capacidade de expor ideias, julgar ou simplesmente opinar.

E mentes ocas, quando encontram o líder capaz de lhes dar posições ambicionadas, vão silenciando o pensamento interno, perdendo-se de si mesmas e estabelecendo uma relação servil com quem as comanda. Estabelece-se uma "escravidão internalizada".

Eichmann, disse Hannah Arendt, abdicou da capacidade de pensar, característica que nos faz seres humanos. Pessoas assim são incapazes de juízos morais. No julgamento, ele repetia: *Eu seguia as leis. Eu só obedecia ordens. Eu sempre fui balizado por uma voz que dava as normas. Quem não mandasse matar é que era errado.* No mais, Eichmann repetia clichês, frases apelativas e burocráticas. Não conseguia dizer uma frase que viesse de si, como se temesse "pensar sozinho".

A maçã da rainha má

Importa ser dito que a Teoria da Banalidade do Mal é ameaçadora para toda e qualquer cultura. No livro que vai escrever, Arendt observará: *Temos de estar atentos porque essa pessoa tosca também existe dentro de todos nós.* Se a pessoa ambiciona Poder Absurdo, seja um burocrata frustrado, um funcionário público estúpido, um profissional liberal medíocre ou um empreendedor fracassado, enfim, sendo alguém que deseje, e não consiga, vencer na vida a qualquer custo – se a pessoa for incapaz de refletir suas atitudes, ao encontrar o líder onde possa se encostar, ela irá se submeter à "escravidão interiorizada". E, como Eichmann, praticará a "obediência cadavérica".

O ocorrido no nazismo não foi apenas tirania. Foi muito mais. É algo que numa sociedade de massas – como em nosso tecnológico e avançado "terceiro milênio" – pode acontecer se aparecerem líderes estúpidos e vazios, tiranos e ambiciosos, que usem discursos ocos manipulados por redes sociais, *"fake news"*, e imensas estruturas políticas de corrupção e até mesmo ligadas ao crime e ao narcotráfico. Hoje, mais do que nunca, é preciso pensar como recomendava Arendt: pensar sem corrimão. Pensar fora de paradigmas, tradições e palavras externas não questionadas, para refletirmos profundamente frente aos valores de humanismo e decidirmos por "nós próprios".

O sociólogo e psicólogo social romeno Zevedei Barbu, após lutar e sofrer em seu país invadido pelo nazismo, dedicou-se a estudar a psicologia e os padrões de comportamento nas democracias e nas ditaduras. Autor de obras respeitadas nas academias europeias, Barbu detalha como nas democracias a razão e a inteligência são valorizadas de forma que a modernização – caracterizada pela fluidez com que novos valores e padrões de comportamento são

Parte 2

aceitos – seja facilmente absorvida; tal ocorre porque a sociedade democrática é permeada pela confiança e segurança sentida na crença e respeito aos aspetos transcendentais dos seres humanos. A proteção a essa dimensão "sagrada" do estado democrático é dever do Estado, e representa um modo ético de vida que deve estar entranhado na "alma do povo". Barbu também fala de como as democracias facilitam a "individuação", ou seja, estimulam as pessoas a tomarem caminhos próprios, a inovarem, a "se" colocarem na sociedade através de seus dons e seus talentos, inovando, modernizando, criando.

Ao contrário, nas ditaduras, a modernização causa insegurança e medo, a inteligência e a razão são controladas, e em lugar da fluidez do transcendental estabelece-se a rigidez de um "misticismo patriótico", de "crenças místicas", controladoras e não pensantes. As reflexões do professor Barbu levam-nos ao clássico Erich Fromm e seu *Medo à Liberdade*, muito lido pela juventude das últimas décadas do século 20. Para Fromm, é a impotência – o medo de Ser – quem produz tanto o impulso sádico de dominar quanto o impulso masoquista de se submeter.

Em 1972, Hannah Arendt, sob o impacto do caso Watergate na maior democracia do mundo, escreveria *Crises da República*; a obra trata de como as instituições democráticas e republicanas necessitam, para se manterem vivas, da *prática de costumes democráticos"*, que ela traduz como sendo *"zelar, sempre, pelo bem da República".* É o que hoje chamamos "zelar pela alma da Nação". Arendt critica violentamente *"a mentira na política, a desobediência civil e a violência"* que, diz, constituem uma séria *"ameaça à estabilidade democrática e republicana".*

A maçã da rainha má

3 – Importa, pois, a pergunta: haverá, hoje, lugar para indivíduos de "pensamento silenciado"?

O século 20 "desconstruiu" a criatividade e a reflexão, diz o filósofo Luc Ferry, inaugurando – até na política – a superficialidade de refrãos que falam em prosperidade, justiça social e igualdade de oportunidades, que mais parecem cascas vazias onde o fruto secou.

E agora, no terceiro milênio, os valores se esfarelam; ser verdadeiro é ser "babaca", ser enganador é ser "esperto". A questão demográfica se agrava com o desespero dos refugiados. O aquecimento global, cientificamente comprovado, é ignorado por alguns líderes, e até desmentido para não se interromper o avanço da "rica" produção poluidora. A Ecologia pede socorro. Se não cuidarmos do humano, corremos o risco de transformar nossa incrível tecnologia, repetindo Ferry, *em cascas vazias onde o fruto secou.*

Mostramo-nos homens capazes de criar avanços notáveis, mas incapazes de olhar nos olhos uns dos outros para saber quão felizes as pessoas estão. Para sabermos da paz e harmonia cultivadas em si; para saber o que as sensibiliza e como a emoção as toca. Hoje, e cada vez mais, interessa apenas ter mais e ser mais importante, ganhar mais e exibir mais, ser poderoso e ostentar. A fogueira das vaidades atinge dimensões amazônicas.

O citado sociólogo Zevedei Barbu observa como, embora a maioria negue, capitalismo, socialismo e comunismo fazem do homem uma unidade de produção e consumo; esquerda e direita são hoje as duas faces da mesma moeda. E em ambas, uns e outros, todos nos tornamos mercadorias. Sabemos, por experiência, da importância da economia de mercado, mas ela só dignifica o ser humano dentro de um autêntico – e não "maquiado" – sistema democrático. Porque ser humano não pode ter valor de mercado,

Parte 2

ser humano precisa de muito mais porque ser humano tem de ter dignidade. Tanto de um lado quanto de outro, se a nação não tiver "alma" democrática, haverá tensões e mecanismos de cunho ditatorial, e mais uma vez, pode mudar o líder e as palavras, mas todos irão ser a mesma coisa: Déspotas, e não Estadistas.

Um dos mais influentes filósofos dos anos 20 do terceiro milênio, o filósofo sul-coreano Byung-Chui Han, aprofunda o pensamento do Prof. Barbu, ao ver o homem se autoexplorando. E, em consequência, enfrentando verdadeira epidemia de doenças neuronais, como depressão, Síndrome do Pânico e *Burnout*. Esses males devem-se ao excesso de positividade em sua conduta, ou, para ficar mais claro, ao excesso de desempenho. Ao se exigir mais e mais desempenho, ao dizer "sim" aos desafios constantes, os indivíduos de hoje carregam uma permanente sensação de cansaço. *O homem* – diz Byung Han – *perdeu seu poder de contemplação;* quando não está empreendendo para provar a si e aos demais o quanto é capaz, está na colmeia das redes sociais, interagindo com quem pensa de maneira similar a ele. Quando surgem ideias de outra colmeia, que perturbam a colmeia onde estão, os enxames se erguem e surge uma guerra.

Pois o homem de hoje fez a façanha de, além das guerras militares, ter criado as "Guerras Culturais". Essa expressão é usada desde os anos 1980 e se refere aos conflitos experimentados numa "sociedade cindida". A cisão, sobretudo depois das redes sociais e da *internet*, ocorre de várias formas. Os grupos brigam pelas questões das migrações, das crenças, da ecologia, da ciência, das opções sexuais, das raças, do aborto, a lista não tem fim. Interessante como, ao aprofundarmos os discursos opostos, vamos encontrar contradições. É o caso da – entre os que teimam em seguir com o esvaziado

A maçã da rainha má

discurso de "esquerda e direita" – enfática defesa da vida gritada pelos de "direita", que não aceitam o aborto, mas aceitam a pena de morte; ao mesmo tempo, os de "esquerda" também fazem enfática defesa da vida, só que aceitam o aborto, mas não aceitam a pena de morte. Ou seja, importa é guerrear, gritar frases emblemáticas e discursos chicoteantes em defesa do "próprio gueto".

Grande parte da humanidade anda perdida de si, com afetos e sensibilidade enrijecidos, presa em trincheiras mentais polarizadas: ou se está de um lado ou de outro, não existe meio termo nem pensamento questionador. Cada discurso trata a questão sob uma ótica e uma perspectiva, nada é aprofundado com o respeito (*re/spectare* = olhar de novo) e o cuidado que o mundo das ideias exige. Isso porque as falas são tocadas à raiva, à competição e a exibicionismo. A metáfora bíblica da "fogueira das vaidades" está em chamas. O que mais se vê, em lugar de pessoas racionais e reflexivas, são "cascas ocas" gritando frases feitas. Há muita gente e poucas pessoas.

Em meio a essa mistura de guerras por questões de moral, política e economia, hoje insere-se algo gravíssimo: a guerra dentro dos Tribunais de Justiça. Pessoas que foram estudar leis para tornar o mundo mais justo brigam, mentem e manipulam para defender facções da Guerra Cultural. O lenço que tapa os olhos das imagens da Justiça, em diferentes tempos e lugares, foi descaradamente arrancado.

A característica da Guerra Cultural é a troca do debate qualificado pela gritaria infundada, em que cada facção trata a outra como inimiga. Por detrás, a "miséria humana" a que chegamos. Afinal, o começo dessa guerra não está no tempo nem no espaço, a Guerra Cultural começa e se gesta dentro de nós próprios.

Parte 2

4 – O filósofo Luc Ferry escreveu como temos de ver o que alcançamos, em termos de liberdade de ir e vir, expressão, direito à educação, à contestação, à cultura, à saúde, ao lazer, etc. E escreve: *Imaginem por um momento se tivessem dito a Vitor Hugo que, no século seguinte, o ensino e a medicina seriam gratuitos, acessíveis até aos mais pobres e aos estrangeiros. E que os operários teriam aposentadoria e férias pagas, que a liberdade de opinião estaria garantida e ninguém mais correria o risco de ter que se exilar na ilha de Guernesey ou em qualquer outro lugar por ter criticado o governo. Que ninguém mais trabalharia setenta ou oitenta horas por semana em fábricas insalubres, mas sim em locais mais convenientes. Que máquinas voadoras levariam todos a descobrir o vasto mundo em tempo recorde, por preços afinal acessíveis à maioria, e que uma estranha janela aberta todas as noites em milhões de lares traria meios de se informar e de assistir – ou até de participar – a debates de ideias contraditórias ou ouvir os próprios autores comentarem livros ou peças de teatro... Ele certamente daria uma gargalhada e diria que estavam loucos.*

Já se passaram mais de dez anos dessas observações de Ferry. A partir daí, a complexidade do século 21 cresce de modo exponencial. Conflitos pouco visíveis, com a disseminação das redes sociais e das novas tecnologias, estão se tornando gigantescos.

Além de vivenciarmos as Guerras Culturais, lemos como a Cultura do século 21 é líquida (as relações, o amor, a amizade, o trabalho e, mais ainda, tudo perdeu a solidez e se tornou passageiro); ouvimos como estamos na sociedade da reinvenção (reinventa-se o trabalho, a família, o corpo e o rosto, a idade e o sexo, e muito mais...); lemos como vivemos na Cultura do Espetáculo (tudo tem de ser mostrado, teatralizado, alardeado e exibido) ou como essa é a Era do Vazio, ou

A maçã da rainha má

a Sociedade Ácida, ou que chegamos ao Retorno do Obscurantismo. Alguns dizem que vivenciamos a "Ruína do Mundo Contemporâneo" e que estamos despreparados para o avanço da tecnologia.

No fluido mundo atual, onde o excesso de apego à vida exterior anestesia a percepção do real e do fundamental, agiganta-se a ditadura das aparências. Na sociedade brasileira, onde a carência de valores, cultura, educação e humanismo faz de nós uma sociedade anômica em altíssimo grau – a deplorável Sociedade Grau Zero –, a questão se agrava. Estamos na UTI.

Corrupção, mentiras e violência por todos os lados, e, como se pouco fosse, os corruptos, os mentirosos e os violentos sequer denotam culpa ou vergonha. Chamam suas frases mentirosas de "nova verdade", dizem que as imundas *fake news* são liberdade de expressão, e políticos envenenam o mundo disseminando a "naturalidade de mentir". Líderes políticos e de crenças, que se dizem cristãos, mentem de modo avassalador. A falsidade é tão grande e disseminada que fazem nos perguntarmos se conhecem palavras de Cristo repetidas em Evangelhos, como: *Quem quiser me seguir, deve renunciar à mentira*. A justificativa – para vários que se dizem cristãos – chega a ser hilária: *Quando Cristo fala em mentira não se refere às mentiras do dia a dia, mas sim às mentiras cósmicas.*

Mente-se para desmontar pessoas, criar pânico, alcançar poder, fazer amigos; a cumplicidade gerada pelas "fofocas" preenche egos desocupados num meio em que não se lê, não se reflete, não se contam histórias com alma e nem se ouvem histórias que falem de vida e não de produtos.

Vivemos no império de produtos, e amizades não são buscadas por afeto, mas como instrumentos de ascensão; hoje, a maioria das amizades não é real, é "instrumental", e as pessoas valem pelas marcas que usam, endereços onde moram e por aí adiante.

Parte 2

O homem só se desanimaliza, diz Mario Vargas Llosa, *através da Arte, da Ciência e da Cultura*. E explica: *Quando a reflexão e o espírito são trabalhados, a pessoa adquire um dinamismo vital e criativo que irá evitar a petrificação da condição humana.*

Essa "petrificação" humana é característica dos indivíduos anômicos, os quais não seguem qualquer padrão, mas apenas necessidades avulsas sem qualquer senso de grupo ou de obrigação. São pessoas espiritualmente estéreis, só reagem a si e não são responsáveis para com ninguém. Nelas, o senso de coesão social – mola principal da ética – está quebrado ou fatalmente enfraquecido. Lembrando como a importância da ética é ter e valorizar princípios de conduta e respeito humano, refletidos e analisados, enquanto o malefício do moralismo é gritar chavões oriundos de princípios cristalizados, para discriminar e esparramar preconceitos.

Trabalhos voluntários em comunidades carentes revelam transformação de indivíduos de todas as idades quando estimulados às artes plásticas, lutas marciais, à dança ou ao canto, à literatura, ao esporte e ainda mais. É o estímulo à sensibilidade e às emoções que refina os aspectos mais ricos e sublimes da dimensão humana. Como também é através da convivência com o lado mais cruel do ser humano que as sociedades anômicas constroem seus monstros.

Ernesto Sábato disse como a humanidade se encaminhava ao afundamento numa catástrofe de miséria e ignorância. E que se isso, de fato, acontecesse, as grandes obras (como as de Leonardo da Vinci, Goya, Shakespeare, Proust, Platão, Bach, Mozart e tudo o mais) seriam aniquiladas, pois dizia: *Nenhum indivíduo percebe numa obra mais do que ele mesmo tem em si.*

A maçã da rainha má

5 – Uma das passagens literárias que mais diz sobre a riqueza soterrada na alma humana foi escrita por Tchecov no conto *A Aposta*, o qual começa assim: *Era uma escura noite de outono...*

Nele, homens discutem sobre pena de morte e prisão perpétua. Um banqueiro defende a pena de morte e diz como prisão perpétua é pior, mata aos poucos. Um estudante de Direito se diz pela prisão perpétua. Irritado, o banqueiro afirma que apostaria 2 milhões em como o estudante não resistiria a cinco anos encarcerado. *Eu suportaria até quinze anos,* gesticula o rapaz. Por entre desafios, gritos e opiniões, o desafio é aceito.

O estudante é preso num pavilhão do jardim do banqueiro por quinze anos, tudo documentado, data e hora para sair. Além da comida, receberá cigarros, vinho, instrumentos musicais para tocar e livros. O tempo corre e ele vai abandonando a música, o vinho, os cigarros. Prende-se cada vez mais aos livros, começa com romances leves, depois passa aos clássicos, lê e chora, chora e ainda mais lê. Começa a estudar línguas e depois pede livros de filosofia e história, lê a Bíblia, logo vem os Evangelhos e o estudo das religiões. Passa para a Teologia e assim se aproxima o dia de sua liberdade.

Quando o dia chega, o banqueiro, que faliu, está desesperado. Perderia a aposta e ficaria na miséria. Entra no pavilhão pensando em matar o estudante, que está lendo, concentrado, e não o vê. O banqueiro pega uma carta aberta sobre a mesa. Nela, o aviso de que o prisioneiro sairá do cárcere cinco horas antes do prazo terminar. Ele não quer ganhar, não quer os dois milhões. Os livros lhe deram sabedoria e agora sabe como tudo o que mais se valoriza neste mundo é desprezível, e, na carta, enfatiza: *Sois insensatos e seguis caminho errado, tomais a mentira pela verdade e a fealdade pela beleza. Espantar-vos-íeis se vísseis, de súbito, as macieiras e as laranjeiras produzirem*

Parte 2

rãs e lagartos em lugar de frutos, e se as rosas começassem a exalar cheiro de suor de cavalo. Pois igual espanto eu sinto ao verificar que trocais o céu pela terra. E recusa o prêmio para mostrar seu desprezo por tudo o que é a razão de vida daquela gente.

O estudante de Tchecov, sem saber, temia se tornar *"uma engrenagem"*, perder-se de si e deixar-se estar na comodidade Absurda que enxergara no banqueiro.

Em 1953, o escritor R. Bradbury fez sucesso com o romance Fahrenheit 451, que aborda o avanço do comportamento de "engrenagem", devido à destruição dos livros e à consequente impossibilidade do "pensamento sem corrimão".

No cenário da obra, há perseguição a leitores, e livros "ilegais" são queimados. O personagem pergunta: *Vê agora por que os livros são tão odiados e temidos? Eles mostram os poros no rosto da vida. As pessoas acomodadas só querem rostos de cera, sem poros, sem pelos, sem expressão.* O livro mostra os personagens cada vez mais presos a "simplificações delirantes e simplórias", expressando o empobrecimento social e pessoal advindo desse comportamento.

Muitos homens iniciaram uma nova era em suas vidas a partir da leitura de um livro, disse Henri Thoreau. Afinal, os livros nos afastam da mediocridade áspera de apenas repetirmos informações divorciadas da fertilidade reflexiva.

Essa conduta leva os indivíduos a se acharem brilhantes por "saberem muito", sem perceberem que a informação não possui a prenhez do conhecimento.

Você conhece a crônica *A Arte de Ser Feliz*, de Cecília Meireles? Pois ela descreve o que via ao abrir a janela: *Um ovo de louça azul*

A maçã da rainha má

na ponta de um chalé onde, se um pombo pousasse em dia de céu azul, parecia pousado no ar; um canal onde ia o barco cheio de flores, e ela a pensar: Quem as ganharia? Quem as tinha criado ou em frente a quem brilhariam? A vasta mangueira dando sombra à mulher cercada por crianças, ou uma cidade que parecia feita de giz. Cecília fala em mais e mais imagens e, após cada uma, o bordão: *E eu me sentia completamente feliz. E conclui: ...uns dizem que essas coisas não existem, e outros, que é preciso aprender a olhar, para poder vê-las assim.*

Certo, nem todos somos poetas. Mas somos humanos, e como tais não podemos viver submetidos ao pensamento calculista ou maniqueísta. Onde o estímulo à emoção e ao sentimento? Onde a valorização ao Belo e ao Sublime? Lá onde é o Sublime é a fonte da desanimalização do homem, lá onde o Sublime, a nutrição que fará do bárbaro alguém consistentemente humano.

Hoje, estimula-se mais a mente manipuladora do que o coração, valoriza-se mais o racional imediatista do que a sensibilidade. Estamos perdendo a capacidade de nos emocionar com "pequenas felicidades certas" para nos submeter a momentos mascarados de felicidade. A possibilidade do homem tecnológico virar "engrenagem", acumulando informações e não conhecimento, perdido no pensamento silenciado, aquartelado em trincheiras mentais que desprezam novas reflexões e incapaz ao transcendente, torna-se realidade.

A Arte é Sublime, a Ciência é Sublime e o Conhecimento é Sublime. Arte, Ciência e Conhecimento autênticos – não os falsificados – ampliam pensamentos, sacodem emoções e transformam as profundezas mais sagradas da dimensão humana.

Bom relembrar Domenico De Masi: *Hoje as pessoas conectam felicidade a comprar bens, ter poder, dinheiro para aplicar na bolsa, mas não a*

Parte 2

comprar coisas fundamentais, de raiz, como introspecção, capacidade de ver o Belo, convivência harmônica, amizade, amor verdadeiro e sensibilidade.

Essas pessoas a quem De Masi refere-se têm "imenso Poder" na sociedade, mas, em geral, são vazias de Poder em si, são fortes na aparência externa e frágeis em seu mundo interno. São ricas em Poder Absurdo, mas vazias em Poder verdadeiro. Essa prevalência de pessoas internamente "capengas" – mais do que as imensas levas de populações miseráveis do planeta – é responsável por vivermos numa pantanosa e ameaçadora sociedade "Grau Zero". Se as lideranças, as vozes com poder para serem ouvidas e as atitudes dos poderosos seguissem ideais humanistas, a pobreza extrema, a corrupção e o barbarismo já teriam desaparecido da Terra.

O analisado neste capítulo sobre o Poder, sobretudo no plano macro, repete-se no plano micro. A ânsia pelo Poder Absurdo vista nos líderes vive nas pessoas. Fragilidades precisam de Poder para a outros fragilizar. Guerras culturais extrapolam as redes e viram guerras culturais dentro das famílias, de grupos de trabalho, de grupos de amigos. Pessoas ambiciosas "parasitam" pessoas influentes ou ricas, com poder ou qualidades que admiram, para sugar qualidades ambicionadas. Indivíduos de mansas palavras sobre companheirismo podem atuar desestabilizando e adoecendo quem está em seu caminho. O que se disse dos Poderes Absurdos em sociedade é espelhado nos Poderes Absurdos exercidos nas relações pessoais; aqui também vivem predadores, maçãs envenenadas e bruxas disfarçadas de doces velhinhas. Personagens com os quais convivemos desde a infância, longínquos no tempo e congelados na memória das Histórias da Carochinha, seguem vivos. Eles existem, e suas histórias nos foram contadas e recontadas para sabermos o mal e dele nos defendermos. Encontrar a força interna

A maçã da rainha má

para vencê-los será, para a gente dessa revolucionária sociedade tecnológica, o encontro com sua real liberdade.

E, para tanto, é preciso voltarmos à pergunta de Tolstoi – *O que é o Poder? O que é o Poder de um homem sobre os outros?* – e deixar de ignorá-la. Talvez demore algumas décadas, ou séculos, mas é para aí chegar que a humanidade atravessa tantos dramas e tragédias, mortes e renascimentos, despedaça-se e despedaça, agride e se agride, até quando entender como depende só de si a liberdade para renascer olhando a vida e os outros ao contrário, olhando ao inverso. Se o homem quer o Poder, deve procurá-lo com o foco em seu avesso.

2

O amor absurdo

"O Amor não se vê com os olhos,
mas com o coração."
(William Shakespeare)

"Amar alguém é acompanhá-lo
em direção a si mesmo."
(Jean Y. Leloup)

1 – Em suas memórias, Carl Jung escreve o que ouviu no Novo México do chefe de Taos Pueblo: *...os brancos têm um ar cruel. Têm lábios finos, nariz em ponta, os rostos são sulcados de rugas e deformados. Os olhos têm uma expressão fixa, estão sempre buscando algo. O que procuram? Os brancos sempre desejam alguma coisa, estão sempre inquietos e não conhecem o repouso. Nós não sabemos o que eles querem. Não os compreendemos, achamos que são loucos.* Jung perguntou a causa de acharem os brancos loucos. E o índio respondeu: *Eles pensam com suas cabeças.* Jung disse: *Claro, é assim –* e perguntou com o que eles pensavam. *Nós pensamos aqui –* disse o índio, indicando o coração.

É difícil, nestes tempos tecnológicos, dominados por excesso de informação, pela racionalidade e o individualismo, entendermos o "pensar com o coração". Há anos, li um texto de Tomás de

A maçã da rainha má

Aquino sobre como acertar nos caminhos a serem tomados. O ser humano, dizia, pode reagir perante o mundo em "estado de consolação" ou em "estado de desconsolação". Explicava como em "desconsolação" você irá sentir um aperto no peito, uma espécie de coração oprimido diante de uma situação, pessoa ou lugar; ao contrário, em "consolação", algo cálido invadirá seu tórax, e seu coração ficará leve e receptivo. No primeiro caso, disse o frade filósofo, afaste-se imediatamente da situação que o oprime e, no segundo, vá adiante, aquele deve ser o caminho.

Interessante como hoje a observação do índio do Novo México e as palavras de Tomás de Aquino começam a ser endossadas. O coração expressa os sentimentos com clareza, enquanto o cérebro confunde questões afetivas e emocionais. *No coração reside a nossa verdade*, diz o psiquiatra americano James Hillman.

Alguns mitólogos analisam como os trovadores – ao levarem o ser humano a um mergulho em "si próprios" – mudaram o mundo ocidental. O coração e os sentimentos adquiriram importância real; o Amor passou a ser algo pessoal, e quem o experimentava deixava de repetir o comportamento "de rebanho".

Foi no século 12 que os trovadores franceses começaram a falar em Amor; até então, havia Eros – o impulso biológico – e Ágape – o amor espiritual. Com a Cruzada Albigense, contra os Cátaros, em 1209, a tradição dos trovadores foi extinta. Antes deles, os casamentos eram programados pelas famílias, e as ideias dos trovadores – e suas canções sobre o encantamento entre duas pessoas, como sendo a mais elevada experiência espiritual – eram vistas como perigosas.

Pensava-se, então, o Amor.

Parte 2

Mas o que é o Amor?

O Amor pode ser visto, analisado e experimentado por inúmeras formas e perspectivas. Mas é preciso aprofundar e entender como apenas o Amor encaminha o ser humano à transcendência libertadora do Ser.

Vivemos cercados de contradições, e talvez a maior delas seja que não há, nem houve, palavra tão mal entendida, maltratada, invertida e enxovalhada quanto a palavra Amor. Sentimentos de posse esmigalham o Amor, e só resta o Amor Absurdo. Manipulação e abusos mentais e emocionais trituram o Amor, e só resta o Amor Absurdo. Falta de caráter e de respeito mata o Amor, e só resta o Amor Absurdo.

Todos conhecemos as diferenças entre o Amor romântico, o conjugal, o erótico, o filial e o fraternal, o maternal e o parental. Sabemos a diferença entre Amor e paixão e conhecemos o Amor espiritual e caritativo.

Confundimos Amor com paixão, aquela espécie de "febre" que perdura alguns anos e faz a pessoa ver "seu melhor" nos olhos do outro. Paralisado, desfigurado, sem fome e sem raciocínio, a vida de um é a do outro; depois se transformará noutro tipo de afeto ou terminará.

Confundimos Amor com atração sexual, sobretudo se houver interdição ao alcance da pessoa desejada; ou quando questões de alguma espécie mantêm os amantes privados um do outro por largos períodos.

Confundimos Amor com posse, e esse engano faz inúmeros pais e mães sentirem-se donos de seus filhos; da mesma forma, no chamado Amor conjugal, a relação possessiva e de uso, em nosso mundo, tem sido a mais presente.

A maçã da rainha má

Confundimos Amor com submissão de filhos a pais e mães donos de verdades absolutas, devendo atender às suas determinações sem diálogo e questionamento.

Confundimos Amor com Amor caritativo enquanto fazemos caridade, através de campanhas, doações e trabalhos aos necessitados, usados para divulgar nossa bondade e dedicação; às vezes em verdadeiras "orgias caritativas".

Confundimos Amor com Amor espiritual, ir à missa e repetir palavras decoradas, sentar, ajoelhar e levantar maquinalmente, cumprindo um dever igual ocorre em outros rituais. Mas tal Amor requer coração aberto, em ruptura com o mundo material e total entrega ao Sublime.

O que é, então, o Amor?

O Amor não é uma relação, o Amor é um estado.

O Amor é uma condição interna.

Ou a pessoa tem Amor em si, ou a pessoa não tem Amor em si. Pessoas vazias de Amor irão viver uma das muitas formas de Amor Absurdo. Lembrando como o Absurdo está onde a harmonia foi rompida. E ausência de harmonia desequilibra, faz doenças emocionais e físicas, entristece e embrutece. Quem vive Amor Absurdo exerce um jogo de controle – perceptível ou não – sobre quem "ama".

Quem tem Amor em si amplia o outro e o encaminha aos escaninhos de si mesmo: conhecendo-se, desdobrando-se, e se enriquecendo na coragem para mais "se" colocar na vida. E para mais exercer seu talento, a despeito de viver numa sociedade massificada. Nascemos para amar, e ser amoroso é "auxiliar o outro a se tornar quem de fato ele é". Por isso o Amor, o verdadeiro, leva – como foi dito – à liberdade.

Parte 2

Como amar se não estou em mim? Como amar fixado no que tenho, no poder que detenho ou nas coisas que ostento, e não no que sou? É difícil o Amor não Absurdo num mundo invertido como o nosso. Quem ama se exerce, quem ama não repete o "rebanho", quem ama abre trilha na selva porque enxerga o sagrado no outro. Daí quem tem Amor, mesmo, não ser bem entendido. Como diz minha personagem Amanda[*], "*é difícil ser parreira que dá uvas num mundo absurdo onde as parreiras dão pepinos, abóboras e tomates*".

Essa aparente verdade do terceiro milênio existe desde épocas imemoriais; está na mitologia e nas histórias infantis – que nada mais são senão histórias com os arquétipos e mitos que nos habitam. Dragões dificultam a entrada em castelos cheios de encantamento, igual a hoje, *Egos* incontroláveis dificultam os caminhos às magias do *Self*.

Esse difícil movimento que leva a pessoa ao exercício de seu Ser é a busca da individuação. É a ruptura com o comportamento "de rebanho" e a vivência da própria verdade. É inserir-se no mundo através da essência, e não da aparência. É quando cada um vive sua inteireza semeando "sua música, sua cor e sua vibração".

Deleuze diz como no mundo as pessoas individuadas estão numa sala de tribunal, e ilustra a ideia com uma letra de Bob Dylan: "*...O mundo não passa de um tribunal / sim / mas conheço os acusados melhor que vocês / e enquanto vocês se ocupam em julgá-los / nós nos ocupamos em assobiar / limpamos a sala de audiência / varrendo varrendo / escutando escutando / piscando os olhos entre nós*".

---

[*] *A Anatomia de Amanda* (Ed. Juruá) – Hilda Simões Lopes.

A maçã da rainha má

2 – A essência do Ser é Sublime, transcende os sentidos e é nutrida e embalada no coração, local de "fertilidade vivificante" e também de "ataque cardíaco". Mas ela pode estar soterrada – e quase sempre está – sob as imundícies do mundo, às vezes tão imensas que ficamos insensíveis à sua vibração. E permanecemos acorrentados ao velho comportamento de manada, rolando em meio aos Absurdos do entorno.

Quem se sintoniza com o Ser não se acomoda aos condicionamentos massificados, exerce a criatividade e, na introspecção, ativa a sensibilidade e cria novos entendimentos.

É quem mudará a humanidade, enriquecendo a Arte, a Ciência e o Conhecimento, iluminando os negrumes do mundo e empurrando para longe os absurdos paredões da ignorância e da bestialidade.

Pessoas assim são corajosas. Sabe por quê? Porque têm Amor. O contrário do Amor não é ódio. O contrário do Amor é o medo.

O Amor expande. O medo comprime. O Amor congrega, o medo segrega. O Amor é criativo, o medo é destrutivo.

Quem vive no Amor Absurdo – em geral confundido com algo semelhante a ter "eu sou bonzinho" escrito na testa – arrastará consigo os medos da manada. E irá vida afora procurando culpados para seus medos e – por mais regradas, incríveis, poderosas ou suntuosas que sejam suas vidas – enredando-se e se ocupando com tais medos ou com as doenças emocionais e/ou físicas, desenvolvidas em si.

O medo bloqueia os sentimentos e o coração. Então recorre-se ao cérebro, que funciona através da programação nele estabelecida. À semelhança dos computadores, o cérebro só processa conteúdos, não processa sentimentos. O Sublime, o além do sensorial – que

Parte 2

nos leva a sair dos condicionamentos e das programações mentais e virtuais –, exige acessar a criatividade, a qual não pertence à mente, mas sim ao supramental.

Através da criatividade, atingimos *insights* e nos conectamos aos arquétipos, essas figuras míticas nas quais ressoa a voz de toda a humanidade. *Essa voz*, disse Jung, *solta em nós uma voz muito mais poderosa do que a nossa, pois quem fala através de imagens primordiais é como se tivesse mil vozes, comove e subjuga.* Esse é o mistério do processo criativo, e é como a Arte e a Ciência possibilitam à humanidade salvar-se dos perigos do mundo, e, para Jung, *permitem-nos sobreviver à mais longa noite.*

Dando aulas de Criação Literária, observei a magia do processo criativo de perto: alunos idosos pareciam diminuir as rugas, adolescentes rígidos abriam o sorriso e todos acendiam os olhos. E o mais interessante: dos quatorze aos oitenta anos, as idades sumiam. Logo havia adolescente indo tomar chá com idoso e idoso indo para barzinho com os jovens.

A Arte é assim, ela reorganiza nossa visão de mundo, nos vira pelo avesso e faz vermos o que não enxergávamos, faz sofrer ou voar, golpeia ou acrescenta, mas sempre – pela via da dor ou da exaltação – transforma-nos para melhor. E tem altíssimo poder de contágio. Muito ouvi, de alunas e alunos, de como a família e os amigos, ao lerem seus contos, iniciavam diálogos nunca tidos, perguntas nunca feitas, e surgia uma aproximação inesperada. Lembro da aluna cujo pai que nada lia emocionou a família depois de ler *O Velho e o Mar*, de Hemingway. E a briga em torno ao aluno que "amou" a *Metamorfose* de Kafka, e a maioria dos parentes odiou; por semanas ele nos contava como interpretava e explicava a importância das metáforas,

A maçã da rainha má

questionava as relações doentias, e, demorou, mas saiu vitorioso: Kafka foi para a estante da sala.

O poder da Arte me deu, e segue dando, vivências inesquecíveis: um dia, turma nova iniciando e a pergunta ao telefone: a senhora aceita aluna que não tem sequer o Fundamental? Era o sobrinho de uma idosa, mulher de pescador, que escrevia poesias e crônicas; tinha lido sobre o meu curso e sonhava em fazê-lo.

Pedi os textos. Eram ótimos, fortes e profundos, sem o pieguismo e o excesso de palavras da maioria que se inicia na literatura. Marquei hora e Laura veio. Vestidão de chita estampadinha, sandálias havaianas, sorriso tímido e faíscas nos olhos. Lia desde adolescente, empregada doméstica em casa com biblioteca, franqueada a ela. O melhor livro? O *Vermelho e o Negro*, de Stendhal.

Coloquei-a na turma. Apresentei, ressaltei seu valor, os bons textos, sua história. Tímida, pouco respondia à simpatia dos colegas. Passaram dois encontros e Laura me entregou um envelope, pediu que eu lesse.

Era uma carta à turma. Contava como onde vivia era dita pretensiosa por estar sempre lendo ou escrevendo; riam dela, e quando falou que faria curso para escrever livros, lá no centro da cidade, debocharam: bem feito, ia ser corrida, iam rir de sua ignorância, imagina, com aqueles vestidos e aqueles chinelos no meio de gente bem-vestida, doutores e professores. Só tomando muitos calmantes teve coragem de chegar até nós.

Mas aconteceu de nunca ter sido tão bem tratada. Todos a viam de igual para igual, era entendida e incentivada. E como não sabia como nos falar, escrevia para agradecer, nunca foi tão feliz.

Laura virou ídolo da turma, ganhava livros, dicionários,

Parte 2

digitavam seus textos. Seus personagens eram bem construídos, os enredos chicoteavam. Terminou o curso, e os melhores contos seriam publicados numa coletânea. Os jornais divulgariam e contei sobre Laura. Logo ela se tornou a maior história, a maior fotografia e a aluna mais falada.

Procurada por grandes jornais, passou a ser conhecida nacionalmente como a escritora "da vida de pescadores". Sabendo sua história, os jornais enviavam pilhas de exemplares para serem distribuídos na vila de pescadores onde vivia. E lá, de mulher "metida a besta", passou a ser "a nossa escritora".

Laura teve coragem de enfrentar desafios para viver o dom que "fervia" em si; sua coragem levou livros e contos para uma comunidade onde era desprezada, e se tornou a "fada" com quem trocavam leituras e debatiam histórias, e que os auxiliava a enxergar novos horizontes. Porque tinha Amor em si, Laura mudou a vida numa colônia de pescadores.

3 – Pesquisas feitas sobre as vidas dos grandes "criativos da história", de Einstein a Van Gogh, de Newton a Goethe, abrangendo centenas de criativos transformadores do mundo em todas as épocas, desvendaram uma qualidade dominante de cada um deles: a Coragem.

Mergulhar no coração para sentir e exercer o próprio Ser, superando o mundo superficial e fixado nos equívocos das aparências, é difícil. Seremos malvistos, mal julgados, mal-entendidos.

Pediram a Einstein – sempre escabelado e de roupa amassada – na Universidade onde trabalhava para cuidar mais da aparência. *Não importa, ninguém me conhece* – respondeu – afinal, acordava e dormia pensando em fórmulas. Quando

A maçã da rainha má

Einstein ganha o Prêmio Nobel e vira celebridade, ouve a mesma reprimenda. Então, responde: *Não importa, todos me conhecem, sabem quem sou e que não tenho tempo.*

Proust "sentia" que poderia escrever uma obra imensa, que faria com que seus leitores fossem "leitores de si mesmos". Um dia cai de uma escada, perde a memória e, tonto, fica agarrado a um corrimão; ali, enxerga o livro que sempre ansiou escrever e, pela primeira vez, sente indiferença às críticas. Lembra naquele momento assim: *a ideia de morte instalou-se definitivamente em mim, como um Amor.* Há uma "tomada de consciência" de como eram valiosas suas reflexões sobre o desperdício da vida mundana em que vivia imerso, e de quantas pessoas mudariam suas vidas ao lerem suas palavras. Fica tonto de Amor e, pendurado no corrimão para não cair, decide escrever a obra que há dentro de si, rompendo com as críticas e as teorias literárias vigentes. Sente-se embriagar de fortidão. E ainda hoje, na França, sua obra é lida ininterruptamente, dia e noite, junto a uma vela acesa, uma vez por ano; suas palavras transformam vidas e reviram as pessoas por dentro. O Amor, o verdadeiro, ao tocar Proust, apagou o medo e o levou à liberdade. Fez a "ruptura" e começou a criar conforme os anseios de sua alma.

Em *Guerra nas Estrelas*, última luta, Skywalker vence ao obedecer a ordem: *"Desligue o computador, desligue a máquina e seja você mesmo, siga seus sentimentos, confie neles..."*. Ora, a força de ouvir nossa voz interior não é novidade, está nos contos de fadas, nas lendas e na literatura desde Homero, com sua Ilíada.

"Ignorar a máquina" e ouvir "a sensibilidade" é a conduta de quem se entrega à criatividade. É como artistas sacodem o

Parte 2

mundo tangível, nos invadem – através do belo ou do grotesco, do violento ou do sublime – e nos projetam ao labirinto interno. E é como cientistas ultrapassam os limites, penetram o ignorado e revolucionam a vida e a cultura através do conhecimento. É como o animal homem se aprimora e se humaniza.

Sabe a "varinha de condão" das histórias que nos contavam? Ela tem a magia transformadora do Amor. A fada transforma o grotesco em Belo porque sua varinha acessa o "condão" guardado na essência do Ser. O Ser é forte, sábio, intuitivo e corajoso. A sensibilidade à Beleza precisa ser libertada para que o ser humano, livre dos bloqueios da sociedade massificada, acesse as pulsações da essência.

Ao escrever sobre o Amor entre Dante e Beatriz e entre Plutarco e Laura, o psiquiatra americano J. Hillman diz como esses dois casais mudaram toda a cultura ocidental por via até então nunca pensada: a via da Beleza. Hillmann não fala da Beleza "bonita", mas sim da Beleza que "se irradia", capaz de acessar o Sublime e invadir a alma.

Quando Dante vê Beatriz, escreve: *o espírito da vida, que tem sua morada na câmara mais secreta do coração, começou a tremular tão violentamente que balançou até os menores pulsos do meu corpo; e, tremendo, pronunciou estas palavras: Eis uma divindade mais forte que eu.* Assim acontecerá também com Plutarco ao ver Laura. Os corações se incendiaram porque suas almas foram tocadas em profundidade, alcançaram o eletromagnetismo do coração e acenderam a alma.

Hillman explica que a alma se manifesta na Beleza. A Beleza será a "faísca mágica" a incendiar a alma por ela impregnada. Observa como as reações do coração são a alma falando. Diante de tantos tombos e angústias, nesse início de terceiro milênio, diz

A maçã da rainha má

"Precisamos mais do que nunca recuperar nossa alma perdida"; para tanto será imprescindível *"recuperar nossas reações estéticas perdidas"*; o que significa, *"recuperar nosso sentido da Beleza"*.

E irá mais longe: *"Por Beleza não quero dizer embelezamento, enfeites e adornos... nem peças de museus, arte, música e objetos especiais. Ter Beleza – que é o coração da alma - é ter sensibilidade frente a onde nosso coração se incendeia: decência, justiça, honorabilidade, credibilidade, exatidão"*. Ele fala de uma Beleza que incendeia o extrassensorial, uma estética decodificadora do Sublime que cada vez mais parece perdida. Beleza que é no coração até quando suas faíscas entorpeçam os sentidos pela explosão da alma. *O coração*, diz Hillman, *"tem desejo de Beleza"*; as criações dos românticos surgiram porque eles captaram tais anseios em meio às sombras da época.

A famosa frase *"só se vê bem com o coração, o essencial é invisível aos olhos"*, de *O Pequeno Príncipe*, foi escrita por Saint Exupéry, depois de ter sido preso e condenado à morte na guerra civil espanhola e condenado à morte; solto no meio da noite pelo carcereiro a quem pediu um fósforo para acender o cigarro, trocaram sorrisos, falaram dos filhos, mostraram fotografias e os corações de dois pais se tocaram. Exupéry dizia que sua vida foi salva por um sorriso do coração. A ciência vem comprovando que o coração não é apenas uma bomba mecânica, mas um sofisticado sistema para receber e processar informações. Já sabe-se que o coração envia mais mensagens ao cérebro do que o cérebro ao coração. A energia que o coração irradia, dizem os cientistas, pode ser sentida a cinco metros. E ele mais se expande quando é incendiado por Amor e Beleza.

O Amor é o coração da alma.

A Beleza é o coração da alma. Logo, Amor é Beleza. E Beleza é Amor.

Parte 2

Dostoiévski, o escritor que mais explorou as maldades e truculências humanas, em *O Idiota*, escreveu a frase célebre: *"A Beleza salvará o mundo"*.

E será em *Os Irmãos Karamazov* que a frase será explicada. Consta que o sobrenome Karamazov aglutina vocábulos que significam *"aquele que com seu comportamento errante vai tecendo a própria desgraça"*. Na obra, drama e tragédia, ódios, culpas e vinganças. Acusado de conspirar contra o Czar Nicolau I, Dostoiévski foi condenado a oito anos de trabalhos forçados na Sibéria; ali observa e conversa com bandidos de todo gênero, estupradores e servos assassinos e revolucionários.

O contato com servos convertidos leva-o ao cristianismo ortodoxo russo e à questão do Amor universal. Essa experiência será determinante à sua literatura, onde desnuda, em personagens dramáticos, as questões do mal e do crime.

O monge beneditino alemão Anselm Grün relata num de seus livros como, quando podia, Dostoiévski ia a Dresden contemplar a *Madonna Sistina* de Rafael. Dizia que a obra – que influenciou Goethe, Wagner e Nietzsche – era a maior revelação do espírito humano.

Ao contemplar a *Madonna Sistina*, Dostoiévski encharcava-se com a Beleza da obra em que os anjos, o movimento das vestes da mãe, seu olhar e a irradiação da cena expressam a grandiosidade do Amor que permeia o momento. Dizia comover-se com o olhar da mãe e a expressão do filho sendo entregue a uma humanidade que o irá crucificar.

Em *Os Irmãos Karamazov*, um jovem personagem repetirá a afirmativa feita – e nunca explicada – em *O Idiota*. E perguntará: *"Por que a Beleza salvará o mundo?"* Em resposta, será levado a assistir à morte de um menino em extremo sofrimento. Ao acompanhar o

A maçã da rainha má

drama, o personagem sentirá o coração se ampliando, e impregnando-o de tal compaixão pelo menino que nada mais importa senão encostar-lhe as mãos incendiadas de Amor.

Então ouvirá, do outro personagem, como a Beleza, a legítima, está na avassaladora emoção que dele se derramou.

Para trabalhar tanto com o lado escuro da natureza humana, Dostoiévski precisava se "abastecer" com a visão da obra de Rafael. Precisava "sentir" o Amor e a compaixão a brotar dos braços da Mãe e a emanar de seu bebê que chega, todos sabem, a caminho dos Absurdos de nosso mundo.

É interessante falarmos de um grande escritor que procurava a Beleza numa obra de Arte para se "abastecer" de Amor. E é bom lembrarmos como entre os índios yanomamis – antes da cerimônia onde pajés dividem a sabedoria com a tribo – todos cantam e dançam para "limpar os ouvidos". Para eles, intrigas, falas iradas e mentiras "entopem" os ouvidos; para eles, quem mente e é injusto fica incapaz de enxergar as coisas de forma correta, percepção a sempre ser reverenciada.

É o motivo do psicanalista Contardo Calligaris repetir como precisamos entender de que maneira apenas o "foro íntimo" defende o homem da barbárie. E Calligaris enfatiza: "*Talvez se devesse pegar em armas contra a vulgaridade, tal a decrepitude por ela ocasionada*". Para ele, a valorização da estética, ao impedir o avanço da vulgaridade, impediria que o homem se tornasse doente por falta de sentido e significação em sua vida.

Vários pensadores se alinham a Calligaris e, para alguns, os excessos e desvios do homem atual levam-nos a uma espiral de frustração que nos escraviza a uma vida estúpida que, em muitos aspectos, aponta à barbárie.

Parte 2

É a causa de, observando os dias de hoje, James Hillman afirmar: *"Afrodite está aprisionada!"*

4 – Rodin dizia da angústia que sentia ao esculpir o mármore de maneira que sua obra não expressasse apenas o transitório e o finito. Para ele, enquanto a escultura só transmitisse a *"imperma-nente imagem da matéria"*, a obra não estaria pronta; era necessário que o observador percebesse nas formas do mármore a *"perene presença do eterno"*.

Ouvindo essa fala de Rodin num documentário, lembrei de quando enxerguei seu *L'homme qui marche*, à entrada do Museu Rodin: um imenso corpo de homem de mármore. Caminhando. Olhei. Não, ele não caminhava. Fixei as pernas, os pés, os músculos, aquele homem – senti – fazia um esforço "desesperado" para caminhar. Ali fiquei, examinando – pele, formas, pequenos detalhes –, percebendo como o homem inteiro é um bloco de força dando tudo de si para erguer o pé e ir adiante. Quando dei por mim, eu estava chorando, deslumbrada e me perguntando como as mãos do escultor conseguiram expressar a luta interna de quem não aceita afundar nas zonas de conforto da vida, e "quer caminhar", quer ir adiante. O homem de Rodin fala de algo que habita em nós. Fala em nossa luta pela individuação, na luta pelo exercício de nossa essência, e para não nos submetermos a atravessar a vida copiando o rebanho e rolando o ir e vir das pedras de Sísifo.

Albert Camus associava o Mito de Sísifo ao Absurdo da existência humana: *"...vivemos acorrentados... essa espessura e essa estranheza do mundo é o Absurdo... se posso apreender os fenômenos da natureza pela ciência e enumerá-los, não posso apreender da mesma maneira*

A maçã da rainha má

o mundo... tudo está ordenado para que nasça essa paz envenenada que resulta da negligência, do sono do coração. O Absurdo nasce desse chamamento humano e do desrazoável silêncio do mundo".

O chamamento humano é o sentimento que nos leva à magia da vida no "coração da alma". Já o desrazoável silêncio do mundo é sentir sua espessura e estranheza e não obter resposta, é não ter como entender a paz envenenada dos Absurdos que vão e vêm da existência igual ao rolar das pedras, morro acima, morro abaixo.

E Camus afirma: *Só conheço uma obrigação, a de amar.* Talvez sugira a nós que, igual a ele, enfrentemos a espessura do mundo com a coragem do coração: desprezando a barbárie e ouvindo o chamamento com o mais Sublime de nossa condição humana. De certa forma, enquanto estivermos embrenhados no mundo Absurdo, todos oscilaremos entre as dores do desrazoável silêncio do mundo com sua estranheza espessa, e a percepção longínqua da paz envenenada à espera de algum chamamento humano libertador.

Há três personagens da literatura que bem ilustram essa paz envenenada do homem de Camus. No drama das vinte e quatro horas, de um dia de cada um, os três vivem aflições pendulares, indo e vindo, da estranheza espessa ao chamamento humano.

Usando o estilhaçar do Absurdo e a fertilidade do Amor, Dyonélio Machado, Tabajara Ruas e Virginia Woolf construíram tais personagens. Cada um contou uma história. Nas três histórias, os relatos balançam um mesmo pêndulo. E se ora o pêndulo vai para o "doer" do acorrentamento às coisas da vida, ora vai para o "doer" da percepção de que além, muito além, há algo maior, a Beleza ou a plenitude libertadora, talvez distante, talvez inalcançável.

Parte 2

Naziazeno, de Dyonélio Machado, "se" dói no aniquilamento da falta e respira uma desesperada esperança de plenitude.

Juvêncio Gutierrez, de Tabajara Ruas, "se" dói numa violenta valentia de contraventor sedento de paixão pela candura do Belo.

Mrs Dalloway, de Virginia Woolf, "se" dói num moroso afundamento na antropofagia das relações humanas, faminta por verdades invisíveis que sente existirem no intangível.

Esses três personagens, seja ao afundarem na dor, ou no virem à tona sobre esperanças, sonhos ou contemplações etéreas, conquistam a solidariedade dos leitores por um só motivo: o que neles é dor e o que neles é sonho, também geme nossas dores e desenha nossos sonhos.

Naziazeno é o personagem de Dyonélio Machado em *Os Ratos*. Funcionário público que deve cinquenta e três mil reais ao leiteiro, ele verá o filho sem leite caso não pague a dívida. Oscila entre o desespero e a esperança da ajuda dos amigos e dos agiotas. Dyonélio conduz o leitor no pensamento de Naziazeno, que balança do pago o leiteiro e tudo recomeçará bem ao afundamento a cada tentativa de empréstimo frustrada. O livro transcorre na falta, à qual se contrapõe a plenitude, o leite, que há de conseguir.

Figura opaca na repartição onde trabalha, Naziazeno agora sente-se em relevo; sua situação provocou a solidariedade dos companheiros, e, pela primeira vez, é o centro das preocupações. Mas as horas passam e a falta grita, as negativas esmigalham a esperança. Nesse movimento, Dyonélio Machado parece afirmar a assertiva de que tudo é, ou pode ser, o seu próprio inverso: palavras/silêncio; vida/morte; mistério/revelação. Em *Os Ratos*, falta/plenitude. Entre esses vértices, oscila o personagem.

A maçã da rainha má

O leitor vai imerso na mente de Naziazeno, o drama do filho sem leite, as queixas da mulher, a própria incapacidade, o desmaio mental. Ele é a fragilidade amparada, assemelha-se a um espantalho firmado por estacas; sente-se vazio, desesperado, e sua postura clama aos amigos: *"Vejam minha carência, tenham pena de mim"*. Surge nova expectativa e se recompõe seu horizonte. Terá o dinheiro e começará tudo de novo.

A noite se aproxima, o personagem cai e levanta, o leite, o leite virá. E se não pagar o leiteiro? A fome do filho, a mulher, o desespero.

Enfim, à noite, consegue o empréstimo. Compra manteiga e queijo, paga o sapateiro para resgatar o sapato da mulher, e ainda um brinquedo para o menino. Em casa, sugere à mulher deixar o dinheiro embaixo da panela de leite para ao amanhecer o leiteiro pegar.

Na madrugada, o barulho dos ratos – sonho? – verdade? –, a angústia o sufoca e não consegue reagir. Permanece inerte enquanto imagina os ratos roendo as notas.

Por fim, o barulho do leite derramando na panela. Como saído de um mergulho na morte e no gozo, Naziazeno afasta-se do leitor.

Juvêncio Gutierrez é o personagem de Tabajara Ruas em *Perseguição e Cerco a Juvêncio Gutierrez*. Sua história é narrada pelo sobrinho adolescente, inflamado nas lembranças do tio e nas tensões, porque irá jogar no campeonato de futebol do Colégio. Ele mora na fronteira, e sabe: Tio Juvêncio está no trem vindo da Argentina, a polícia o espera, e será preso ou morto.

O tio é magro e musculoso, queimado de sol e vento, tem cabelos negros compridos e, nos olhos, a arrogância cintila, brincalhona. Trabalhou honestamente até o casamento da irmã;

Parte 2

depois virou contrabandista de quinquilharias. Há sete anos, em fuga, tinha cruzado a fronteira.

Juvêncio Gutierrez é violento e valente. Idolatrado pelas mulheres do cabaré, não as pagava, presenteando-as com perfumes, lenços, vestidos e enfeites contrabandeados. Tinha com elas uma relação de fascínio e crueldade, como ao marcar a charuto o seio da favorita. Ou chicoteando-a com o cinto para depois em seu ombro chorar.

O sobrinho se deslumbra com o jogo de futebol e se aniquila com a chegada do tio, ele pode morrer. Oscila nos mesmos vértices que Tabajara Ruas desnuda no tio, um homem com violência e candura, imerso na contravenção e no fascínio ao Belo.

Lembra de tio Juvêncio mirando fundo seus olhos e dizendo, de cor, o trecho do livro preferido: *"...Quando me tiveres lido, joga fora este livro — e sai. Gostaria que ele tivesse transmitido para ti o desejo de sair — sair não importa de onde, de tua cidade, de tua família, de teu quarto, de teu pensamento".* E de como o tio obrigava o pessoal do cabaré a ouvir Verdi, ameaçando à faca quem ria e não respeitava a boa música.

Mas o cerco se organiza, o tio vai chegar. Lembra dele brincando com a criançada, pescando, andando a cavalo, de bicicleta. Dizem que vai ser morto, baleado, retalhado, não vai sobrar nada. E a hora do jogo se aproxima, as equipes se provocam. E o trem a caminho. O sobrinho é uma espécie de "marcador" do personagem, o contrabandista tosco e bruto, o tio sensível e carinhoso.

Ouve a antiga namorada do tio lendo frases por ele veneradas acerca das estrelas: *A rota de cada uma está traçada, e cada uma encontra sua rota.* Enxerga os trilhos, o trem. Olha o horário, o jogo. O menino escorrega por sustos e ameaças, a magia do jogo e o encantamento e a sensualidade da primeira namorada.

A maçã da rainha má

Os vértices da vida absurda e da Beleza inatingível "têm submetido" Juvêncio Gutierrez ao longo da vida. E o sobrinho, em suas paixões adolescentes, vai marcando, pontuando, gritando: o absurdo existe, e é concreto. Mas além, muito além – como dizia o tio – há estrelas. E um amor deslumbrado as guia.

Ao final, caberá a ele ir com o pai buscar o corpo do tio, crivado de balas. Sentará no banco de trás e de repente o corpo do tio: "*estava em meus braços, pesado, mole, morno, vazio*". Palavras ouvidas se agigantam: "*Ele não era um escravo; por eso lo mataron*".

O adolescente cedo aprendia como a perseguição e o cerco postos ao tio seriam também dele.

Mrs. Dalloway é a personagem de Virginia Woolf em *Mrs. Dalloway*. Narrada em fluxo de consciência em terceira pessoa, a obra vai do pensamento de um personagem ao de outro numa tessitura constante, questionadora, melancólica e deslumbrada.

Clarissa Dalloway vive em Londres, no pós Primeira Guerra Mundial. Escolheu para casar o homem que lhe daria segurança e a "vida bonita" da alta sociedade londrina; festas, luxo, abundância. Nas vinte e quatro horas em que a obra transcorre, ela e o marido irão oferecer suntuoso jantar no casarão onde vivem, área nobre da cidade. Pela manhã, ela sai para comprar flores.

O leitor vai alojado nos subterrâneos de seu pensamento: por que se casou com Richard e não com Peter, a quem mais amava? As ruas londrinas, as flores, a juventude no campo, e o fascínio que tinha por Sally, a amiga forte. Sem que perceba, o leitor é jogado no pensamento dos outros personagens. Peter não pode

Parte 2

vê-la sem pensar: Lá vai ela, a mulher de sua vida. Num repente, entra o pensamento de Septimus, um veterano com neurose de guerra, com alucinações pela morte do melhor amigo numa batalha.

Outras mentes carregam o leitor, o jantar à noite, o desespero de Septimus, o horror da guerra em suas veias e a perplexidade de Clarissa Dalloway, indo, parando, se questionando, a manhã de sol, os perfumes do campo; mas aquilo era passado, estava casada e o marido era um bom homem. Peter, o pretendente rejeitado, também caminha e reflete como sua relação com Clarissa *"foi inventada, como é inventada a maior parte de uma vida";* mas ela é única, enxerga nela a felicidade de viver.

E Clarissa vai adiante com o leitor ora imerso em suas reflexões, ora na mente de outros personagens, outros sofrimentos e outros desejos. Clarissa caminha mascando frustração, pensando em como despreza comportamentos de submissão e dependência: *"...nada que se notasse, afinal; nenhuma cena, nenhum ruído; apenas o moroso afundamento, o lento naufrágio de sua vontade na dele".* Vai adiante, sente em relevo como na vida muita gente-come--gente e outro tanto de gente-alimenta-gente. A mente de Peter se sobrepõe, ele segue admirando-a, ao enxergá-la repete: *Lá vai ela.* E o horror alojado em Septimus engole o leitor, a vida fica para ele cada vez mais insuportável, impossível esquecer o que viu e experimentou nos campos de guerra.

Clarissa apura o passo, grita, em si, um horror similar ao de Septimus, o horror por vidas que se trucidam. Pensa: isso é sutil, mascarado, invisível e, pior ainda, muitas vezes o algoz aparece como vítima e essa transforma-se em algoz. E Sally? Ela era determinada e transgressora, fumava, beijou-a na boca, e ela nunca mais esqueceu.

Septimus se debate, não suporta a vida, volta a enxergar o

A maçã da rainha má

amigo morto, o horror denteia. Reflete em como não se deve trazer crianças ao mundo para *"não perpetuar o sofrimento desses animais que só têm caprichos e vaidades, e, quando acaso demonstram bondade, fé ou caridade, é só porque tal é necessário para aumentar o prazer do momento. Caçam em matilhas, e suas matilhas percorrem o deserto e se dispersam, ladrando pelos ermos. Abandonam os que tombam. Vão caiados, disfarçados"*.

À noite, na festa, os personagens que refletiam e caminhavam pelas calçadas londrinas encontram-se no jantar. Septimus, que não pertence ao círculo de amizades dos Dalloway, não estará. Será apenas falado, pois, naquele final de dia, se suicidou, jogando-se da janela.

A festa dos Dalloway é um sucesso, luzes, flores, vinhos, amigos e amigas da aristocracia inglesa. Clarissa Dalloway engole amargor, pensa no homem suicida, como o admira! Lembra de Sally, a amiga fascinante, forte e independente. Ela casou com um homem rico, tornou-se dama da sociedade, dona de casa e mãe de cinco filhos.

Clarissa olha a festa e a "vida bonita" que tem; pensa em Sally, ela também se agarrou numa "vida bonita". Em si, um horror tão denso quanto o do homem suicida. Não consegue afastar o pensamento daquela pessoa que sequer conhecia. Como o admira! Ele carregava em si as dores da morte. E ela?

Naziazeno, Juvêncio Gutierrez e Mrs. Dalloway são personagens símbolos do que Nietzsche denominou uma *"realidade cotidiana que provoca náusea, e estimula uma letargia inibidora da ação"*.

Essa "espessura áspera que provoca náusea" e a "explosão mágica do chamamento humano" são imagens ancestrais, vivas e atuantes na alma do gênero humano.

Parte 2

Jung dizia: *"Não é Goethe quem faz Fausto, mas sim a componente anímica Fausto quem faz Goethe"*. Poderíamos assim dizer que não foi Dyonelio Machado, Tabajara Ruas e Virgínia Wolff quem fez Naziazeno, Juvêncio Gutierrez e Mrs. Dalloway. Mas foram imagens primordiais encravadas na alma humana – presentes nesses personagens – que fizeram com que Dyonelio, Tabajara e Virgínia os houvesse criado.

Eles expressam dor e náusea, indo de uma plenitude longínqua e etérea ao material e talvez mortífero massacre sensorial. Camus diria: *"Eles são Sísifos, às voltas com suas pedras"*.

6 – Encerrando o Amor Absurdo, retornaremos aos contos. Em **Yonna**, um Amor não absurdo entre um homem e uma mulher.

Conto 14
Ponna

hakespeare – disse Bárbara Heliodora –, *"ao criar Romeu e Julieta, escreveu a mais importante obra sobre o Amor; ajudou-nos, como ninguém, a compreender o ser humano"*. Já para Harold Bloom, *"a peça é a maior e mais convincente celebração de Amor da literatura ocidental"*.

Na peça, depois de ficar destruído pelo amor vivido com Rosalinda, Romeu conhece Julieta. E descobre outro Amor, *"na ânsia sincera de Julieta que não transcende a heroína humana*; ouve dela que *não jures nada*, e o desejo de que *possas ter a mesma calma que se me apossa da alma"*. Ao vê-lo, seu amigo, o frei, dirá: *"Romeu, agora estás sociável; agora estás Romeu; agora és tudo aquilo que tu és. Pois o outro, o amor que faz babar, é um grande imbecil, um bufão"*.

De fato, em Romeu e Julieta, os dois apaixonados crescem como seres humanos ao se terem encontrado. Não há posse nem domínio. Bloom considera a obra o exemplo máximo da paixão saudável na literatura.

E, se lembrarmos que, por um proposital ardil shakespeariano, Romeu e Julieta terminam morrendo, essa avaliação de Harold Bloom – a maior autoridade em Shakespeare – faz-nos pensar.

A maçã da rainha má

No conto abaixo, Yonna, o encontro da personagem com sua essência (a imagem mínima com quem falava dentro de si) fazia com que a personagem fosse fiel a si mesma.

Yonna conhecerá Thiago, *"que era diferente de mim e éramos diferentes de todos"*; ou seja, ambos "se exerciam", ambos eram "individuados", não se submetiam ao comportamento "de rebanho"; seu encontro foi o encontro de duas liberdades. Ambos trocavam o seu melhor, e um auxiliava o outro a "transbordar-se"; ambos vivenciavam o próprio Ser, colocavam-se no mundo visando fazê-lo mais belo, ou mais sensível, ou mais verdadeiro, ou mais humano. Yonna diz: *"Eu descobria o quanto paz semeia paz e não entendia a angústia mascarada de vida feliz dos que vivenciavam o teatro da boa vida"*.

Thiago irá morrer, ela afundará na fragilidade e voltará às "salas da vida" onde uns criticam aos outros, circulam invejas, falsidades, interesses e vaidades. Ela começa a se desestruturar, alcança a espessura dos abusos mútuos e tenta encontrar sua essência, simbolizada pela miniatura de si, que sabia conter. Mas não consegue contato, estava calcificada. Lembra como Thiago sempre dizia: *"Para quem, igual a nós, já experimentou o encantamento, a calcificação é imperdoável"*.

Yonna

Veja o horror do meu estado com essa plasta asquerosa a me queimar as entranhas e a subir e a me entupir e a se despejar da minha boca. E ainda por cima a nojeira é branca, branca de brancura pura. Você sabe, eu sempre gostei de branco, vestia branco se devia ser forte, e nisso fui competente, pois o mundo me caía em cima e me triturava e apunhalava, e mesmo em frangalhos eu levantava e ia adiante. Mas agora um vulcão de veneno branco me explode e me sai pela boca, pelo nariz e me empesteia até a alma.

Como acho não ser ainda tempo de morrer, decidi mais uma vez procurar a minha duplicata. As pessoas não sabem, mas todas carregam no fundo do próprio fundo a miniatura de si mesmas. Sei dessa cópia desde pequena, conversávamos horas a fio quando, nas madrugadas, eu subia na figueira brincando de morar entre as estrelas. Ela falava e eu ouvia, e assim eu, a Yonna grande, e ela, a Yonna minúscula, ficamos amigas e com o tempo entendi, igual aos duplos existentes no miolo de nosso miolo, ela era a verdadeira e eu era a sua cópia. E o contato com a Yonna pequena me fazia inatingível às crueldades da vida, porque ela mantinha a varinha de condão do ser fiel a si mesma, e assim me dava a força dos seres encantados.

A maçã da rainha má

Por essa época encontrei Thiago, ele era diferente de mim e éramos diferentes de todos, não nos interessávamos em remexer vidas alheias, em saber comportamentos, "teres" e "pareceres" dos outros, e nem em ostentar, tipo fotografia em moldura, a imagem de casal dono de felicidade perfeita. Entre nós havia só a troca do nosso melhor, e então Thiago me permitia transbordar Yonna e eu lhe permitia transbordar Thiago, e como reproduzíamos com os outros o que aperfeiçoávamos entre nós, éramos o que éramos. E isso era forte, era a causa de sabermos como sabíamos o amor. Eu descobria o quanto paz semeia paz e não entendia a angústia mascarada de vida feliz dos que vivenciavam o teatro da boa vida. Para Thiago, as pessoas estavam petrificadas no cumprimento de roteiros, e a existência dos roteiros – falava, abaixando a voz e apertando as sobrancelhas – permitia o patrulhamento de uns aos outros, facilitava a construção de heróis e proporcionava o aparte dos dejetos. E assim as pessoas se sentiam cúmplices e isso lhes era agradável, preenchiam o vazio das próprias vidas com as vidas alheias e ainda se distraíam do medo de ficarem sós e na ausência de outros terminarem se enxergando. Nesses momentos, eu abraçava Thiago, fora ele quem me fizera voltar ao mundo mágico da essência, o avesso do mundo das máscaras e suas interesseiras amabilidades. Por longos momentos, então, ele fechava os olhos e, apertando-me no abraço, repetia: *"Para quem, igual a nós, já experimentou o encantamento, a calcificação é imperdoável"*.

Nunca entendi e jamais entenderei o motivo, porém uma noite Thiago adormeceu e não mais acordou. Restou um boneco de cera que fora ele, mas não era ele e eu não sabia mais

Parte 2

o que era nem o que fora. A morte do homem a quem amei depositou-me em longa noite, e frágil precisei de amparo. Ao longo do tempo fui me entregando a quem me cercava e voltei a sentar nas salas das pessoas medrosas e seus medrosos assuntos, adquiri outra fala e, sem perceber, só buscava lugares onde as companhias eram nada mais que disfarce a urros de solidão, e onde eu era mais alguém a me distrair examinando as misérias dos outros. Os meses, então, passavam e eu me sentia cada vez mais estranha, algo em mim se colava, grudava, não sei se você me entende, mas eu perdia a leveza.

E hoje, quando o borbulhar da gosma branca avisou-me da proximidade do fim, lembrei a outra Yonna, a miniatura com quem falava em criança e que, só agora entendi, sentia junto a Thiago. Mas não consigo lhe falar, estou calcificada. Desde quando adotei a facilidade de imitar os outros, perdi o contato e ela se eclipsou. Não entendi como, ao trocar o exercício do meu ser pelo aplauso do grupo, eu me perderia de mim e de meu próprio aplauso. Enrijeci na representação de um papel que não era o meu, e o meu, não mais consigo encontrar, todos os meus poros, tudo meu está calcificado.

A angústia me estraçalha e me desespero por outra enxurrada de imundície branca, ela fará com que, igual a Thiago, eu abandone o boneco de cera. Maldição, ainda ouço a sua fala: dizia ser imperdoável a calcificação de quem, igual a nós, conheceu o encantamento. Vermes brancos estouram minhas tripas, enchem a minha boca e se arrebentam por todos os lados. Como demora a explosão final, a bendita.

Parte 3

3

O ser absurdo

"Nós não inventamos o sentido de nossa
vida, nós o descobrimos."
(Viktor Frankl)

"Torna-te quem tu és."
(F. Nietzsche)

"A minha arte é ser eu."
(Fernando Pessoa)

1 – Sabe os mitos gregos? Eles falam de como viver num mundo Absurdo, enfrentando bruxas e feiticeiros, monstros, cavernas e despenhadeiros, batalhas e naufrágios. Seus heróis, como Ulisses, Hércules e tantos mais – caso de Blau Nunes, herói gaúcho na lenda Salamanca do Jarau – enfrentam desafios para "fazer a travessia" e chegar "em casa". Esse retorno à casa simboliza o encontro do ser humano com sua essência. É o difícil e perigoso caminho onde somos atacados por desafios e apelos inusitados, ameaçadores ou hipnotizadores, enganadores ou sedutores, mortíferos ou aniquiladores. A cada vitória, um crescimento em coragem, sabedoria, humanidade;

A maçã da rainha má

e, a cada desafio vencido, a superação de mais um pedaço da barbárie ancestral.

A força do herói, ao longo do caminho, é não se deixar fascinar pelos perigos, paixões e disfarces do entorno. Precisará estar sintonizado naquilo onde percebe sua "bem-aventurança". Com tal armadura interna, enfrentará os "pântanos disfarçados de jardins e os bruxos mascarados de príncipes", e através do mergulho interno e dos desafios do autoconhecimento, alcançará a sabedoria e o discernimento do próprio Ser. Estará, então, em "sua casa".

Todo o ser humano – dizia Schopenhauer – *tem um propósito muito além de sua sobrevivência.* Schopenhauer refere-se ao talento único e, digamos assim, "exclusivo" que trazemos ao nascer. Cada criança traz em si, além das características físicas codificadas em seu DNA, uma faísca onde está codificado seu Ser; essa faísca chama-se alma – *anima, ae* = sopro, ar. Hillman atribui-lhe o nome de "Código do Ser".

A entrega ao dom em si codificado dará à pessoa o potencial de sentir enlevo no trabalho que faz, no que empreende ou cria, no que estuda ou pesquisa, e daí por diante. Veja algo interessante: durante os horrores nazistas, o marechal Goering, um dos líderes, disse uma frase sempre repetida: *"Quando ouço a palavra cultura, puxo o revólver".* Sim, ditadores não querem cultura, ciência, arte, odeiam livros e Universidades. Porque eles não querem aprendizado, eles querem adestramento. Uma voz ordena e uma tropa obedece. Lembra do "pensamento silenciado" de Hannah Arendt? Usam-se chavões, mentiras curtas, envenena-se a reflexão, e por gostarem de polarizar, há um núcleo "bom" e outro "desprezível". Assim ocorre em grupos tóxicos quando

Parte 3

escolhem pessoas a serem fragilizadas. E ditadores sabem como é que através da reflexão e do autoconhecimento as pessoas tornam-se invencíveis.

Essa difícil jornada é a "Jornada do Herói", falada na mitologia, e sempre inserida nas histórias que a humanidade conta e reconta desde épocas imemoriais, conectando as pessoas aos arquétipos e abrindo caminho para trajetórias de superação.

É a causa de Matisse haver dito como é preciso ser mais forte que nossos dons a fim de protegê-los. Ele sabia, nossos dons são "nossa casa". São, como escreveu Luc Ferry, um faiscar do talento que trouxemos à vida, cabendo a cada um cumprir esse percurso se quiser chegar à sabedoria e à serenidade. E o psiquiatra austríaco Viktor Frankl ensinou como esse "dom" nós não o inventamos, nós o descobrimos.

As maldades sombrias não alcançam uma "vontade incendiada". Lembra das casinhas de palha, madeira e tijolos da história dos três porquinhos? Quanto mais fortes, maior era o ataque do "lobo mau". A casa mais segura, de tijolos, não veio abaixo, mas o lobo sobe no telhado e desce pela chaminé. Ali, no coração da casa, o "fogo está aceso". O lobo mau, símbolo da "sombra", morre queimado nas chamas. O coração, sabemos, guarda faíscas mágicas, explosivas e salvadoras.

Essa ancestral história repetida para crianças, povos primitivos e civilizações ao longo dos tempos é simples e simbólica. Contadores de história, em torno do fogo, usavam palavras para simbolizar "entidades" tão impalpáveis quanto vitais, como Verdade, Amor, Justiça, Bondade e por aí adiante... As histórias eram singelas, mas revelavam como para acessar o expresso pelos símbolos seria preciso atravessar Poderes Absurdos, Amores Absurdos e Seres Absurdos.

A maçã da rainha má

E adicionavam personagens simbolizando opostos sombrios: ódio, mentira, maldade, medo e bem mais.

Ulisses de Homero, Ali Baba da literatura árabe, Dom Quixote de Cervantes, Cândido de Voltaire, Harry Potter de J.K. Rowling, Alice de Lewis Carroll e vários outros viveram a mítica Saga do Herói, a luta para vencer Absurdos em busca da irradiante simplicidade primordial: voltar para "casa".

Muito se compara a saga do ser humano ao labirinto onde o herói deve encontrar o Minotauro. Defronta-o, luta, mata-o. É a grande alegoria mítica do homem "matando a si mesmo", para, renascido, recomeçar.

Mário de Andrade dizia como para bem viver a vida era preciso ter "espírito religioso". Não se referia a ter espírito católico ou budista, frequentar rituais ou estudar doutrinas; reivindicava colocarmo-nos na vida "com paixão"; e dizia como saboreava as coisas simples, mesmo estando só. E garantia, *quando nos deixamos invadir pela confusão externa, aí é que a gente fica só.* Em carta a Carlos Drummond de Andrade, relata carnaval assistido na avenida Rio Branco; bloco sambando onde a moça dançava melhor que os outros: *"os jeitos eram os mesmos, mesma habilidade, mesma sensualidade, mas ela era melhor. Só porque os outros faziam aquilo meio decorado, maquinizado, olhando o povo, procurando aplauso. Ela não. Dançava com religião. Este é um caso em que tenho pensado muitas vezes. Aquela moça me ensinou o que milhões, milhões é exagero, muitos livros não me ensinaram. Ela me ensinou a felicidade".*

A sambista na avenida Rio Branco guardava em si uma dançarina apaixonada pelo ritmo, o corpo e a música, vivia seu talento, estava imersa em sua bem-aventurança; e "disse" ao intelectual

Parte 3

Mário de Andrade como, para ele, a felicidade estava em sua literatura inovadora; era onde estava o seu colocar-se no mundo com "religiosidade".

Ella Fitzgerald sempre entrava em concursos de dança e, num deles, foi anunciada três vezes e não aparecia: *"A próxima concorrente é a Srta. Ella Fitzgerald... como? ...não? Bem, a concorrente mudou de ideia, não vai dançar, vai cantar..."* Ela entra, pede o microfone e começa a cantar. O sucesso é imediato. Enquanto ouvia a cantora anterior, a alma dela incendiava, precisava fazer aquilo. Decidiu enfrentar, foi lá e "cantou com religiosidade".

E Josephine Baker, numa entrevista, perguntou: *"É isso que chamam de vocação, o que a gente faz com fogo no coração e o diabo no corpo?"*

Michelangelo dizia como ao trabalhar na escultura de alguém olhava atentamente seus olhos, ouvia sua voz, conversava, perguntava de sua vida. Depois, "enxergava" um coração em algum lugar da imagem que começava a esculpir. Tornou-se Michelangelo. Como Rodin, importava-lhe mais a alma do que o físico, sentia necessidade de expressar mais o perene do que o transitório.

Diz-se como Winston Churchill – primeiro-ministro britânico, dito fundamental na vitória dos Aliados na Segunda Guerra – enfrentou o desespero e a depressão dos londrinos, que passaram um ano sob ataque das bombas nazistas, com a força de suas palavras. Erguia, através do rádio, o ânimo do povo e das tropas. E quando elogiaram sua coragem, disse: *"A coragem não foi minha, eu apenas ajudei as pessoas a encontrarem sua própria coragem"*.

Essas pessoas que se expressaram com uma "paixão religiosa" falaram à vida de forma diferenciada. Suas obras ou vozes ecoavam um Ser que, ao ter o coração incendiado, potencializava a Beleza, a ternura e a celebração da vida, e – se os receptores não

A maçã da rainha má

estiverem de coração "entupido" – serão tocados com o enlevo das imagens primordiais.

> "Os homens deviam ser o que parecem ou, pelo menos, não parecerem o que não são."
> **(W. Shakespeare)**

2 – Hamlet – o "filho" mais querido de Shakespeare e, para Nietzsche, o personagem que "tinha conhecimento da verdade terrível" – diria assim: *"Não é o meu manto nem minhas roupas, nem os suspiros nem o rio de lágrimas de meus olhos, junto com todas as formas, vestígios e exibições de sentimento que podem demonstrar minha verdade. Isso, parece, são ações que cada um pode representar. O que está dentro de mim dispensa e repudia as imitações. Eu não conheço o parecer".*

Hamlet, sabemos, ansiava em Ser. Como, então, refletir o Ser e não comentar Hamlet?

Falar sobre Hamlet é dizer sobre como não ser Absurdo. Nos quatro primeiros atos da peça, Hamlet é melancólico, no quinto ato ele se liberta da nossa comum sedução ao "parecer" e desnuda o Ser.

Hamlet é o primeiro homem a usar o Absurdo para vencer o acorrentamento às ambições, às máscaras e às vaidades. Ao criá-lo, Shakespeare nos diz como a ultrapassagem do Absurdo exige o Absurdo. Afinal, o mundo Absurdo hipnotiza, e é preciso ser Absurdo para romper o conforto aparente do entorno e chegar além.

Considerado o personagem mais atento e consciente da literatura, Hamlet medita e fala sobre a fragilidade humana e a importância da introspecção como, para alguns autores, apenas um homem antes dele falou. Seu nome era Jesus Cristo.

Parte 3

Para Hamlet, a única saída para o gênero humano é acessar a "chama interna" do Ser e vencer a subserviência ao "não Ser".

Ele enxerga a vida circundante como um teatro, e quer autenticidade, anseia por verdade e Beleza. Mas para isso, sabe, é preciso fazer a ruptura com as *"enfadonhas, azedas e rançosas práticas do mundo. Isso é um jardim abandonado, cheio de ervas daninhas, invadido por venenos e espinhos"*.

Recordando ao leitor - Hamlet é um príncipe, filho do Rei da Dinamarca, século 16. O tio envenena seu pai, toma o poder, e casa com a viúva, Gertrudes, sua mãe. O fantasma aparece e avisa, o pai foi envenenado, ele deve se vingar.

Começa a luta de sua consciência com o ato de vingança: deve ou não vingar a morte do pai? E em profunda melancolia reflete: *"Se tratarmos as pessoas como merecem, nenhuma escapa ao chicote"*. Acham-no estranho e ele se finge de louco. Quando encontra a jovem Ofélia, a quem ama, diz o mais famoso solilóquio da literatura: *"Ser ou não ser – eis a questão / Será mais nobre sofrer na alma / Pedradas e flechadas do destino feroz / Ou pegar em armas contra o mar de angústias (...) ...quem suportaria o açoite e os insultos do mundo, / A afronta do opressor, o desdém do orgulhoso / As pontadas do amor humilhado, as delongas da lei / A prepotência do mando, e o achincalhe / Que o mérito paciente recebe dos inúteis..."*.

Depois, dirá a Ofélia: *"Somos todos rematados canalhas, todos! Não acredite em nenhum de nós. Vai, segue pro convento"*.

Aparece uma trupe na cidade e ele a usa para representar a peça que planeja, onde encenará o crime do tio e da mãe. Os reis e a corte estão na plateia e assistem à encenação do envenenamento do pai de Hamlet, a tomada do poder pelo tio e o casamento com

A maçã da rainha má

sua mãe. O tio assassino ergue-se na plateia, à beira do desmaio, e, cambaleante, retira-se. Para Hamlet, é a confissão das palavras do fantasma. Houve o crime, basta de parecer: *Tenho de ser cruel para ser justo*. A mãe pede explicações. O drama aumenta.

Hamlet "empurra" a mãe para si mesma: *Vamos lá, sente aí e não se mova / não vai sair daqui antes que eu a ponha diante de um espelho / onde veja a parte mais profunda de si mesma*.

A mãe o diz em delírio, e ele: *Não, não é loucura*. Pede que ela não encubra a própria alma com o unguento de esconder o próprio delito como a demência inventada para ele, seu filho. Pois ela usa uma pele fina para cobrir sua alma gangrenada, enquanto a pútrida corrupção, em infecção oculta, corrói tudo por dentro. E pedindo à mãe arrepender-se do passado e evitar o que há de vir, Hamlet segue:

"Não joga estrume sobre ervas daninhas / Que elas crescem ainda com mais força / Perdoa-me por minha virtude: É! Na velhacaria desses tempos flácidos / A virtude tem que pedir perdão ao vício".

Ao cortesão que pajeia corruptos e o interroga, Hamlet chama de esponja e explica: *"...esponja encharcada pelos favores do Rei, suas recompensas, seus cargos. São tais seguidores que prestam os melhores serviços ao Rei. Ele os guarda num canto da boca como o macaco faz com a noz; primeiro mastiga, depois engole. Quando precisa do que vocês chuparam, basta espremê-los. Espremidos, vocês, esponjas, estão secos de novo"*.

Na famigerada cena no cemitério, falando a amigos e coveiros estupefatos, revira, disseca e esmigalha a vida e a morte: *"Esse crânio já teve língua um dia, e esse crápula o joga aí pelo chão"*. Diálogos, palavras ferinas, Hamlet não cessa: *"...Pode ser a cachola de um politiqueiro, isso que esse cretino chuta...(...)... agora sua dona é Madame Verme"*.

Parte 3

Sua crueza desnuda aos homens a ridicularia na qual vivem, atravessando a vida no baile das vaidades e das máscaras, afundados em hipocrisias, invejas e dissimulações; para ele, *"os senhores advogados, senhores de terras, financistas e tantos mais não passam de caveiras de fraque e cartola".* São uns pobres diabos que nunca olharam fundo em si próprios em busca da vida. Vida de verdade e não a panaceia que encenam.

Hamlet nos diz como nossa consciência precisa estar conectada a "nosso projeto de vida". E não às superficialidades do entorno, às quais bebemos e veneramos, encenamos e encobrimos em mantos de narcisismo e futilidades. No cemitério, ele diz ao homem esquecido de como a morte a tudo fará rolar qual uma caveira abandonada.

A peça termina com a mortandade da maioria dos personagens. A matança simboliza como o ser humano precisa mutilar, destruir os empecilhos ao alcance da própria consciência.

Através de Hamlet, há mais de cinco séculos, Shakespeare clama aos homens para matarem o "não ser". Para que, mergulhando em si, exerçam o Ser.

Gosto, especialmente, das acima citadas palavras de Nietzsche acerca de Hamlet: *"Ele tinha o conhecimento verdadeiro da verdade terrível".*

3 – Quem, no mundo, teve o "conhecimento verdadeiro da verdade terrível?" Você os conhece, e não são poucos: Mme Curie, Pascal, Pitágoras, Einstein, Beethoven, Platão, Machado de Assis, Mozart, Van Gogh, Milton, Bach, Clarice Lispector, Goethe, Joanna d'Arc, Fernando Pessoa, Dr. Sabin, Oswaldo Cruz, James Joyce... Daria para encher um livro com o nome de homens e

A maçã da rainha má

mulheres que sacudiram e melhoraram o mundo, porque em lugar de ficarem no "baile posto no entorno", dançaram no "baile posto em si mesmos".

Nem todos ficaram famosos e conhecidos; muitos, em lugar de se exercerem na arte ou na ciência, contentaram-se em ser o comerciante diferente, o motorista único, a faxineira nunca vista igual, a professora inesquecível, o médico insubstituível e por aí adiante. Alguns diriam tais pessoas únicas por serem simpáticas, criativas, sensíveis, humanas; mas há algo a mais na faxineira que arruma uma casa e a deixa "diferente", no guarda de trânsito para o qual todos sorriem, no alegre pedreiro e no pintor de paredes que não consegue atender a tantos que o procuram.

As pessoas que usam a criatividade, acionando o mais profundo do próprio Ser, colocam-se no mundo por via de seus dons, colocam-se no mundo com "enlevo". Elas irradiam a alegria que sentem pelo que fazem e por quem as cerca, e o que fazem e criam reverbera.

Esse reverberar – de um vaso de flores, de uma aula bem dada, de uma música bem tocada, de uma empresa encharcada de humanismo, de uma parede bem pintada, das formas de um prédio ou de uma escultura – não é passível de ser explicado através de palavras. Porque se trata de algo "irradiado" por uma energia provinda de um Ser exercido com alegria; e a alegria e a paixão cercam a Beleza.

Por isso – voltemos a ele, Dostoiévski: *A Beleza salvará o mundo.*

O mitólogo Joseph Campbell diz haver uma grande sinfonia cósmica. E ao mergulhar em si, o ser humano encontra seu Ser, seu encantamento, e se põe em acordo com a harmonia cósmica. Campbell enfatiza: *"Você não deve sempre estar fazendo coisas exigidas de você; tenha seu espaço para sua bem-aventurança. Onde quer que*

Parte 3

seu 'dom' estiver, se o estiver exercendo, você irá sentir a vida intensa dentro de si o tempo todo".

Por que tal acontece? Porque, ao exercer o próprio Ser – e abandonar as vaidades, invejas, competições e comparações – você terá minguado seu Ego, expandido sua essência, e se aproximará à epifania do Sublime.

"Quando se tem algo a dizer, a exprimir, toda submissão torna-se insuportável com o tempo. É preciso ter a coragem de sua vocação e é preciso ter a coragem de viver sua vocação", disse Picasso em entrevista a Brassaï.

Essa liberdade do Ser é tão mais limitada quanto maior for a anomia do meio onde alguém viver; quanto maior o desregramento ao redor, mais as pessoas serão seduzidas por valores absurdos, e mais difícil será a elas o alcance da própria essência. Enquanto isso, o entorno sentirá dificuldade para compreender quem "se exerce". Anestesiadas pelo poder, a ostentação, o ter e o parecer, as pessoas acreditam-se realizadas; sequer percebem anseios mais profundos. Mas o pêndulo – aquele dos personagens enfocados no capítulo anterior – seguirá oscilando entre o inexplicável amargor da náusea que dói e imobiliza e a ânsia por algo inalcançável e pleno. Entre a espessura áspera e o distante fascínio do chamamento humano.

Henri Matisse contava ter comprado uma máquina fotográfica bastante sofisticada para sua viagem ao Taiti, pensando nas madrepérolas, corais, peixes, aves, medusas e esponjas. Mas, ao chegar lá, pensou: *"Se tirar fotos de tudo que vejo na Oceania, só verei daqui por diante essas pobres imagens. E as fotos impedirão minhas impressões de agir em profundidade. Acho que eu tinha razão. É mais importante impregnar-se das coisas do que querer apoderar-se delas ao vivo".*

A maçã da rainha má

A reflexão de Matisse assemelha-se às observações de Proust: (...) *"a literatura que se contenta em 'descrever as coisas', em oferecer um pobre resumo de suas linhas e superfícies, é a que mais se afasta da realidade, a que mais nos empobrece e entristece, pois corta bruscamente a comunicação de nosso eu presente com o passado. E Proust falará igualmente daquelas fotografias de uma pessoa diante das quais nos lembramos menos bem do que se nos contentássemos em pensar nela".*

Essas palavras de Matisse e Proust vão ao encontro do anseio de Rodin em expressar muito além do transitório, muito além do perecível, por lhe ser imperativo talhar os mármores de forma a irradiarem a perenidade do eterno. Precisava captar o Ser dos corpos, das mãos, dos gestos; sua vontade era, para muito além de esculpir imagens, criar Arte, a magia capaz de transformar pedras em formas capazes de paralisar quem as contempla; desligar pessoas do mundo físico pelo arrebatamento do próprio coração.

Matisse, Rodin e Proust não querem imagens congeladas, preferem a vitalidade das guardadas em suas memórias, vívidas e crivadas talvez de dores, perguntas ou alegrias, emanando emoções sem freios estáticos e limitadores. Eles não aceitam limites às contemplações do Ser.

Assim é a Arte. Seja ao criar transformando tintas em imagens, sons em música, ou palavras em literatura e em poesia, a obra de Arte conecta o ser humano ao intangível. É a sublime conexão que o fará mais sábio e intuitivo, mais amoroso e criativo, mais forte e mais sensível. A emanação da Arte é sentida no coração, o órgão da percepção estética, e assim invade as almas e ocasiona a transformação das pessoas, refinando o Ser com o fluxo da Beleza.

Parte 3

4 – No Brasil, quem falou da importância do Ser com maior propriedade foi Clarice Lispector, em sua obra *A Paixão Segundo GH* – não entendida por alguns, considerada por outros uma das maiores obras da literatura universal.

Ao iniciar o livro, Clarice – a mulher que dizia só ter interesse em escrever, criar bem os filhos e amar o gênero humano – escreveu: *"Estou tentando dar a alguém o que vivi, e não sei a quem, mas não quero ficar com o que vivi"*.

A Paixão Segundo GH seria A Paixão Segundo o Gênero Humano. É a história de uma mulher e de uma barata, num apartamento. A obra é um grito: por que a gente não É? Por que não ativamos o Ser? Por que, à semelhança das baratas, atravessamos a vida usando máscaras? Por que um viver robotizado? Onde a coragem para a ruptura?

Para Clarice, o encontro da pessoa com sua essência é comparável ao alcance da pedra filosofal; é no "recipiente alquímico" do si mesmo – seja meditando, contemplando, autoconhecendo-se – que a pessoa se torna de fato o que É.

A obra é cheia de simbolismo, devido a abordar coisas transcendentes ao mundo material, coisas só perceptíveis através da sensibilidade e da entrega ao símbolo, por inexistirem palavras para expressá-las.

GH enxerga a barata, pensando: aquele bicho há trezentos e cinquenta milhões de anos se repete; e ela, GH, é a mesma que o mundo desejou que fosse, semelhante às múmias, companheira das baratas.

A barata é a metáfora do ser humano não individuado, do ser humano comprometido mais com as exigências da sociedade do que com as suas próprias; do ser humano mais preocupado em

A maçã da rainha má

atender ao aplauso do grupo do que em mergulhar em si, para se descobrir e experienciar o Ser.

A personagem sente necessidade de ter uma face, um conteúdo; percebe em si uma exagerada atenção pela vida e se acha semelhante às baratas, afinal, seu único interesse é "estar atenta". Afunda no ódio e no asco, GH anseia por uma transformação e se fixa na cara da barata, *"formada de cascas... finas como as de uma cebola, sempre aparece uma casca, e mais outra, e..."*

Começa o mergulho interno e reflete a secura de sua vida de marionete, cumprindo roteiros, sendo igual a toda gente. Puxa a porta e mata a barata. Observa, e pensa: *"é mais fácil ser barata do que ser gente, é mais fácil deixar-se marionete do que fazer-se gente verdadeira"*. Analisa a esperança, que – já percebeu – é o sentimento condutor das baratas, o sentimento dos fossilizados. *"A cultura da esperança é o que arrasta os seres gritantes para fora de um mundo possível, para longe do lugar da essência e da harmonia"*.

GH pensa em como o mundo exige do gênero humano, *"sermos iguais para não gritarmos"*, e a narradora diz como, *"se eu gritasse, acordaria milhares de seres gritantes"*. Mas, segue ela, *"é preciso se libertar da fossilização comum, fazer o caminho de volta para renascer"*. E vê começar a cair suas miseráveis roupas de múmia.

Mais adiante ela conclui que *"não basta comer a dor ou expor a dor, é preciso expor a não dor e vomitar a dor"*. Para ela, fica bem claro como *"só após vomitar a dor será possível, ao gênero humano, transcender a miséria posta. E, nesse mundo, transcender é uma transgressão"*.

GH precisa transgredir para vomitar suas dores. Olha a barata esmigalhada. A barata é o viver pequeno que até então ela teve, sempre atenta, com a cara cheia de disfarces, agradando, copiando, sendo o que o mundo espera dela. Ela precisa transgredir, para vomitar.

Parte 3

Já compreendeu, terá de engolir a gosma da barata, e isso será perder-se da manada. Enche-se de alegria por saber como apenas quem se perde se acha, ainda que de um modo perigoso. Assegura-se como inferno é aceitar a dor, inferno é sentir piedade pelo próprio destino, inferno é amar mais ao ritual da vida do que a si mesmo. E é um lugar onde comer o outro vivo apraz às pessoas na alegria da dor.

Analisa com mais vigor o eu, o Ser, o mundo; fala em luz e em paixão, e seu delírio atinge o máximo quando põe na boca a massa da barata e vomita: *"toda sacudida pelo vômito violento..., espantada com minha falta de força de cumprir o gesto que parecia ser o único a reunir meu corpo à minha alma"*.

Enfim, GH sente como se deseroizou de si mesma. E diz para si: *"este é o único trabalho verdadeiro"*. Ela deixou de ser. Ela É.

Ela não é mais do plano dos aplausos, das múmias e das baratas, ali, apenas quem é, é a vida de GH. Ela, ela está além. Sua mente não consegue entender isso, mas suas profundezas conseguem.

Neste final, a bela fala de GH, quando diz: *"...E por não ser, agora Sou"*.

Por não mais ser igual a uma barata com suas máscaras, repetindo-se por larga eternidade, *"agora sou. Sou o que sou. Tenho coragem para viver o Ser em mim abrigado"*.

5 – O sociólogo francês Émile Durkheim foi quem primeiro falou da "capacidade coercitiva" dos fatos sociais sobre os homens. Ao ver a presença de uma "consciência coletiva" na sociedade, ele a separa da consciência individual. Fala em como o ambiente social influencia na pessoa sua percepção de mundo; e se demora analisando o mal-estar vivido pelas

A maçã da rainha má

sociedades dos séculos 19 e 20 em decorrência da rapidez das mudanças; ocorria de, antes do indivíduo elaborar em si novos valores e comportamentos, outros novos já estarem se impondo. Anteriormente, a sociedade repetia "referenciais" conhecidos pelas pessoas e seus ancestrais, desde o nascimento, tanto em "formas de ser e viver", quanto no espaço geográfico onde moravam; a maioria das famílias vivia nas cidades dos antepassados, em geral nas mesmas áreas e casas. A revolução industrial faz a ruptura e as mudanças se aceleram.

Durkheim, que viria a se aprofundar nas angústias e desvios humanos crescentes, sobre os quais percebia a força dos fatos sociais, dizia: *"Se o indivíduo cede ao menor choque das circunstâncias é porque o estado em que a sociedade se encontra faz dele uma vítima".* E o sociólogo – que inaugura a importância e a metodologia da pesquisa social – iria ainda mais longe ao afirmar que quando o Estado vitimiza o indivíduo, estamos frente à existência de *"um fato social sob medida para o suicídio".*

Em seu célebre estudo *O Suicídio,* ele mostra cientificamente – usando métodos estatísticos – o quanto os suicídios aumentam em sociedades anômicas. Sabemos de como a anomia social tem graus, e que a anomia social extrema coloca a sociedade na categoria Grau Zero.

É o caso de nosso país e, hoje, de grande parte das nações do mundo. A velocidade e o poder de transformação da vida com os avanços tecnológicos, mais do que "mudanças rápidas", ocasionaram – em todos os sentidos – rupturas radicais na sociedade.

"Sopram ventos malignos no planeta azul", escreve o espanhol Manuel Castells, um dos mais respeitados sociólogos de nossos dias. Ele fala na "política do escândalo", decorrente da "política de mídia", calcada nas redes sociais, onde a "propaganda política"

Parte 3

é feita através do assassinato do caráter dos oponentes. Além disso, no universo midiático, diz, há uma cortina que apaga os debates de fundo, e se criam realidades irreais usando mensagens negativas que, sabe-se, são cinco vezes mais influentes que as positivas. *"A corrupção*, escreve, *em grande parte das nações, é uma característica sistêmica da política atual"*. E Castells, que sempre se baseia em dados de pesquisas científicas, observa: *"Hoje, mais de dois terços dos habitantes do planeta acham que os políticos não os representam"*. Para ele, assistimos a mais inusitada crise da democracia liberal, e também à ruptura da relação entre governantes e governados. Na obra *Ruptura*, o pesquisador espanhol chega a ser trágico, ao falar no crescimento de um terrorismo fanático que fratura a convivência humana, e da explosão de violência contra as mulheres que ousam ser elas mesmas. E observa como, além do mais, marchamos rumo à inabitabilidade de nosso único lar, a Terra.

Vivemos uma situação inusitada. Mais do que nunca, o ser humano precisa do vigor e da lucidez de sua essência. Ainda mais necessária é a coragem de cada um, para viver seu "sentido" ou "propósito de vida", através do exercício de seus dons e seus talentos. E se fortalecer na liberdade, a verdadeira, enraizada num Ser não submisso "às maçãs das rainhas más".

> "Quem tem um porquê para viver, pode suportar quase qualquer como."
> **(F. Nietzsche)**

6 – Em 1905, nascia em Viena o judeu Viktor Frankl. Médico, torna-se psiquiatra e neurologista. Preocupa-o o sofrimento

A maçã da rainha má

humano e quer minorá-lo, busca e pesquisa entendimento. Em seu consultório tinha já atendido três mil mulheres que haviam tentado suicídio; e estudava e refletia sobre a liberdade interna do ser humano quando a Áustria cai sob domínio nazista. É proibido de dar consultas e, como judeus são impedidos de procriar, sua mulher, grávida, é obrigada a abortar. Então ele já rabiscava suas ideias e preocupações num caderno. Logo o casal e suas famílias são mandados aos campos de concentração e separados. Todos, menos uma irmã e ele – morrem nas câmaras de gás.

Viktor Frankl observa os campos de concentração, busca entender o horror onde percebe em torno de três por cento a chance de sobrevivência. Em quatro dias ganha uma lasca de pão. Obrigam a fazer duas filas, uma para as câmaras de gás, outra para trabalhos forçados. Não sabiam o destino de cada fila e, num impulso inexplicável, ele passa para a de trabalhos forçados. A desumanização é total, raspam as cabeças e deixam todos nus. Os prisioneiros eram tocados como rebanho abaixo de golpes, patadas, chicotadas e desaforos por vigilantes adestrados em tortura e sadismo. Havia canibalismo, mandaram alguém pegar carne humana em pilha de cadáveres para usar na sopa.

Ele vê dessensibilização em massa, deixam de ser indivíduos, a moral é destruída, instala-se a apatia; é preciso um esforço sobre-humano para manter a dignidade, a consciência, a vontade interior e a integridade pessoal. Para sobreviver, precisam ter atitudes fortes, e quem consegue fixa-se na saudade imensa dos seus. Cada um usava o pensamento para se aproximar de quem amava, e, inundados pela "força do amor", entravam numa espécie de "autotranscendência", refugiando-se no passado.

Parte 3

Frankl enxerga, de forma cabal, como a liberdade espiritual – que para ele não significa algo divino, mas sim "humano" – é diferente da liberdade física. E nos livros que escreverá, vai afirmar como o homem tem duas liberdades, a física, que pode lhe ser retirada, e a liberdade interior (de seu espírito), que ninguém, nunca, poderá lhe tirar; caberá a ele – ainda que nas piores condições – ser decididamente humano para manter essa liberdade interior viva.

E escreve: *"Nós, os sobreviventes dos campos de concentração, ainda lembramos de alguns homens que visitavam os barracões consolando os demais e oferecendo-lhes seu único pedaço de pão. Talvez não fossem muitos, mas esses poucos representavam uma amostra de como do homem tudo se pode tirar, menos uma coisa: a última das liberdades humanas – a escolha da atitude pessoal que deve adotar frente ao destino – para decidir seu próprio caminho".*

Mais adiante, ele observará como a qualquer hora se ofereciam decisões humanas que podiam ser tomadas; *"a decisão prefixava se a pessoa se converteria – ao renunciar à sua própria liberdade e dignidade – em joguete ou escravo das condições do campo de concentração".*

"O homem", diz, *"é capaz de em qualquer circunstância conservar a dignidade de seguir sentindo-se como um ser humano".* Para Frankl, todo homem, nas piores circunstâncias, guarda a liberdade interior de "quem" deseja ser: um mero animal ou um ser humano. E, no campo nazista, ele recorda a frase de Dostoiévski: *"Só temo uma coisa: não ser digno de meus sofrimentos".* Essa frase, diz, seguidamente instalava-se em sua mente quando via aqueles mártires tão livres internamente, a ponto de não perder a dignidade humana: *"E é precisamente essa liberdade interior que ninguém nos pode arrebatar, a que confere à existência uma intenção e um sentido".*

A maçã da rainha má

Na última fase, Viktor Frankl refere-se ao que seria, na psicoterapia, o fundamento da logoterapia existencial, teoria por ele criada com foco na importância de dar à vida "intenção e sentido".

Ao observar como a pergunta mais presente entre os prisioneiros nos campos era se viveriam ou morreriam, ele se perguntava qual o sentido de tal horror. Se inexistia sentido, não valia a pena ter vivido, era, pois, preciso sobreviver. Pois *uma vida cujo último e único sentido é salvar-se, ou não, dependendo das monstruosidades de um campo de concentração, não vale a pena ser vivida*.

Viktor Frankl – hoje, com inúmeros livros publicados – vê na vida um sentido maior e diz como o ser humano tem necessidade profunda de dotar a vida com seu valor, sua dignidade e generosidade. O homem que ativa sua liberdade interior – afirma ele – é capaz de se elevar acima de um destino perverso. Para tanto, é preciso fortalecer-se interiormente, fixando meta futura à qual pode aspirar, focando num objetivo para planejar e realizar. Perder a fé no futuro é dar-se por vencido, e esse é o maior perigo.

Em realidade, escreve Frankl, *"não importa que não esperemos nada da vida, importa enxergarmos o que a vida espera de nós. A existência nos chama, contínua e incessantemente"*.

Se observarmos pessoas que acompanham doentes, tragédias, acidentes, e, mesmo destruídas, enxergam alguém em torno a quem podem ajudar, seja trazendo um copo d'água, dando uma palavra de alento, abraçando, acompanhando, veremos o quanto as palavras de Viktor Frankl têm consistência. Quem fica estacionado no lamento, "a vida é assim", ou paralisa na autopiedade, fica prisioneiro de si mesmo e não consegue reagir. Ativar – ainda que seja "tirando energia da unha do pé" – a liberdade interior e, antes de olhar para

Parte 3

si, ver a quem ajudar é dar sentido à vida. E é como, afirma ele, realiza-se o que a vida espera de nós.

É interessante a observação de Frankl sobre a ingenuidade do pensamento de quem considera que apenas a criação de algo valioso e de grande importância dá sentido à sua vida. Quando exercemos o nosso Ser, como vimos, as oportunidades de enriquecimento interior nos cercam, e pequenas coisas feitas com "integridade" adquirem tal potência que – embora não captemos – nossas atitudes tornam-se luminosas.

Ele relata pesquisa feita na França, e repetida em Viena, ambas com o mesmo resultado: oitenta e nove por cento dos entrevistados disseram que o homem necessita de "algo" por que viver. Porém, Frankl ressalta como não se pode confundir essa necessidade interior humana com princípios religiosos e morais; o "sentido da vida", em sua teoria, refere-se ao homem praticar sua "liberdade interior" mais profunda; a liberdade autêntica, em geral sepultada no coração humano por valores sociais e comunitários, condicionamentos e educação que, em lugar de libertar, aprisionam.

Veja essa observação de Viktor Frankl: *às vezes a frustração com a ausência da vontade de sentido é compensada com a vontade de poder, inclusive em sua expressão mais tosca, pois a vontade por dinheiro ou a vontade de prazer explica o vazio existencial*. Aqui, o pesquisador não condena o "querer dinheiro" nem o prazer, mas se refere à pequenez de buscar amealhar fortunas descomunais ou a entregar-se freneticamente ao prazer sexual, fazendo disso o vértice da própria vida.

Como professora de sociologia e pesquisadora das relações sociais por décadas, conheci jovens e não jovens de todo tipo. Pessoas milionárias e pessoas remediadas, jovens paupérrimos e

A maçã da rainha má

outros riquíssimos. Vi carros caríssimos amanhecerem na frente da Universidade com alunos relapsos embriagados e drogados dentro, e alunos que faziam uma refeição por dia com brilho nos olhos, dedicados e estudiosos. Relatei, ao início desta obra, os delinquentes, suas mazelas e superações.

Vi, em minhas pesquisas, vazio existencial e depressão profunda em pessoas de classes altas e ricas, e em pessoas de classe média e pobres. E como observei no início, o mais gritante nessas vidas é a inexistência de afeto, diálogo e compreensão e a presença constante de agressões físicas e verbais, abandono e desrespeito. Vi pessoas – como dizem – "com tudo para ser feliz" que se suicidaram, ou vivem dopadas por química, drogas, consumismo, vaidades e exibicionismos destinados a preencher seus seres frágeis e secos feito um pedaço de papel.

Na obra *O Suicídio*, E. Durkheim constata dois momentos marcantes ao aumento de suicídio: na época das guerras e suas consequentes crises econômicas, e na época de fortes crescimentos econômicos.

Ele exemplifica: na conquista de Roma por Victor Emanuel, que unifica a Itália, crescem os salários e os preços caem, no entanto, junto com espantosa prosperidade, houve aumento excepcional dos casos de suicídio. Em 1866, a Prússia tem grande desenvolvimento econômico e explodem os números de suicidas. E, em 1870, logo após a unificação da Alemanha e seu maior desenvolvimento, os suicídios aumentaram em 95%.

Suicídio durante uma guerra é fácil entender. Mas como explicar tantos suicídios em épocas de forte enriquecimento? Durkheim observou como "desejos ilimitáveis" tornam-se insaciáveis, e, inclusive, surgem indícios de morbidez. A pessoa mórbida vive num prazer doentio que faz mal a si mesma, praticando uma forma de obsessão

Parte 3

da qual não consegue se desvencilhar; em geral, nos dias atuais, ela deseja ter excesso de bens desnecessários, sente insaciável fome de compras, ama ostentar, e sempre busca mais e mais como forma de se afirmar e se preencher; sem perceber, vai se esvaziando do mais humano do ser humano. Permanecerá buscando mostrar aos demais como tem "o mais do mais", a roupa, o celular, o som, o último automóvel, o novo jatinho, ou mesmo o maior iate, e afunda numa espiral de onde não consegue escapar; esse jogo mórbido não tem limite, pois os produtores de objetos de luxo e altíssima tecnologia sempre têm e terão ainda mais a exibir e a vender a esse público que bem conhecem. A pessoa permanece numa ânsia inatingível por ter o melhor do melhor, a abastança vira um suplício, o vazio interior começa a gritar e passa a ser entorpecido pela química dos remédios, ou de outros meios autoagressivos.

Durkheim chama tal situação de "anomia pelo excesso". E fala da importância de alguém possuir cultura e substancialidade interna para saber administrar e se defender dos excessos.

Quem já identificou o que "faz cantar" seu Ser é o herói inatingível aos dragões do caminho. Enxerga as insignificâncias e a cegueira das multidões, que correm atrás dos valores e das coisas de um viver Absurdo, ignorantes de como ações certas pagam-se por si mesmas.

Não percebemos, mas as histórias contadas na humanidade, seja para adultos, velhos ou crianças, sempre focam no fundamental: a fidelidade da pessoa para consigo mesma. O local da fidelidade é a "casa", é a alma e o coração. É onde vive o melhor do ser humano, em imagens que, se acessadas e exercidas, podem tornar a pessoa intocável aos abusadores e manipuladores, e impermeável à toxidez das invejas e das ambições.

A maçã da rainha má

Observe abaixo o que as imagens da história da Branca de Neve simbolizam, e reflita a causa dessa mesma saga heroica – de modo folclórico, ou mítico, ou primitivo, ou em contos infantis – sempre nos ser contada e recontada.

Na história da Branca de Neve, encontram-se os arquétipos – ou imagens ancestrais – a serem alcançados no que temos tratado como "processo de individuação", através do autoconhecimento, da sintonia na essência e da superação ao domínio do ego. É a celebração da liberdade individual, a verdadeira liberdade, ao conduzir pessoas a irradiarem a própria essência e a sacralizarem a vida.

A menina Branca de Neve, no castelo, vive às voltas com as invejas e vaidades, ambições e falsidades, traições e maldades da madrasta, a Rainha Má. Para usarmos linguagem atual, Branca de Neve era emocionalmente abusada e vivia uma relação tóxica.

Branca de Neve somos nós, mundo afora. A Rainha Má é o Poder Absurdo que inveja sua bondade, beleza, autenticidade, espontaneidade, e tem medo de seu Poder Absurdo ser abalado pela menina; como não pode matar as qualidades vistas nela, decide matá-la.

Branca de Neve foge para a floresta, símbolo de sua ida "para dentro de si"; a floresta, com seus bichos, águas, árvores, espinhos e flores, é o cenário onde ela cai e levanta, sente-se ameaçada e muda de rumo, sempre adiante. Enfim, enxerga a casinha, não tem ninguém, ela entra e, exausta, junta sete pequenas camas, deita e dorme.

Será acordada pelos sete anõezinhos. Cada um simbolizando aspectos nos quais Branca de Neve começará a se aprofundar no mergulho em seu interior. O Mestre significa a sabedoria, Feliz é a alegria, Soneca é o inconsciente, Zangado é o raciocínio, Dengoso são os sentimentos, Atchim são as energias telúricas e Dunga, os instintos.

Parte 3

Os sete anõezinhos gostam de Branca de Neve e se mostram receptivos e acolhedores para com a menina. A acolhida sinaliza o início do mergulho no receptáculo (a casinha) da essência. Ali, Branca de Neve irá lavar e arrumar a casa, consertar o que percebe estragado, fazer comida, colocar flores nos vasos, significando como ela "limpa e arruma" de maneira a tirar as poeiras interiores para descortinar seu Ser; cercada por passarinhos, cachorros e ratos, ela "recebe" deles intuição, e ativa os instintos para encontrar a essência até então desconhecida.

É quando chega a Rainha Má, disfarçada de bondosa bruxa velhinha, vendedora de maçãs. Bate na janela, conversam, e ela, dizendo-se encantada com a menina, oferece maçãs de presente.

"São deliciosas, prove".

Branca de Neve morde e cai "morta". As maçãs simbolizam condicionamentos e valores envenenados que aspiram a menina aos apelos do Ego. Mas Branca de Neve, na casinha receptáculo, havia "mergulhado em si" – e auxiliada pelos anõezinhos, a floresta e os animais, havia atingido o autoconhecimento e alcançara seu Ser. Ao absorver os venenos da maçã, perde o contato com si mesma e afunda num sono hipnótico.

Ao passar o príncipe num cavalo branco, ele enxerga Branca de Neve numa caixa de vidro e se aproxima. Encantamento. Ele a beija e ela "acorda".

O príncipe é o Amor. Só o Amor quebra o Medo, o real sentimento que nutria as maldades da Rainha Má e fora inoculado em Branca de Neve.

O Amor chega num cavalo, símbolo dos mensageiros do Poder e da Liberdade. O cavalo é branco, significando como vem para, enfim, encaminhá-la à claridade.

A maçã da rainha má

Ela agora está pronta para "se" colocar na vida, vivendo seus dons, a caminho de seu propósito. A menina até então massacrada, de sentimentos quebrados e vida escura, alcança a unidade vivificante. O príncipe entrega Amor e a leva a caminho da nova vida. Eles sabem o amanhã.

Branca de Neve, como GH e como Hamlet, ultrapassou os ninhos das cobras e seus venenos, as armadilhas e os muros. Tem agora o leite da sabedoria, e irá adiante com a força e o discernimento do próprio Ser.

Concluíndo

Nesse terceiro milênio, a vida em nosso mundo encena uma opereta dura de sofrer. Tudo fervilha, grita, baila e clama, celebra e destrói. Morte e vida viraram coisas banais, e mentira e corrupção – descomunais – entronaram-se nos poderes e ensaiam coroar-se.

As pessoas – em grande maioria dignas – sofrem com a depredação do visível e do invisível e choram vendo seus sonhos encaixotados pelas sombras. Nas cidades, até o asfalto ouve os medos, e a Natureza é estuprada e envenenada, como se invejassem seus úteros férteis, a pureza de seu oxigênio e suas águas sagradas.

Há séculos as conquistas de nossa história são encharcadas a sangue, injustiças e barbarismo. A evolução tem estrias de ódio, é lenta e sofrida. Será que a humanidade já aprendeu a caminhar? A falar? A Amar? A lidar com o Poder? E a exercer o Ser?

Enquanto alguém for inoculado por gentis palavras envenenadas e sangrar por punhaladas macias, enquanto alguém adoecer pelas maldades mudas e sem marcas físicas de quem lhe é próximo, enquanto alguém de caráter adoecer ou pensar em suicídio pelos jogos baixos e manipulações de chefes corruptos

A maçã da rainha má

que o desejam sumido, o ser humano ainda respira barbárie mesmo cercado por tecnologias de última geração e entre paredes de granito e janelas de cristal.

Enquanto houver palavras e atitudes preconceituosas para com diferentes raças, opiniões divergentes, opções sexuais, pessoas pobres, analfabetas, remediadas ou de outras nacionalidades, o sentido de humanidade, inteligência, educação e cultura de quem assim fala e se conduz será mero véu de hipocrisia a ocultar a boçalidade bárbara.

Enquanto houver crianças sendo abusadas, vendidas e prostituídas dentro de famílias tóxicas e mórbidas, a gente do terceiro milênio pode se revestir com o brilho ofuscante das luzes de neon, que suas peles não deixarão de exalar o cheiro da barbárie; enquanto nossas ruas tiverem crianças miseráveis pedindo, roubando e se drogando porque fugiram de casas onde apagavam cigarros em seus corpos, enfiavam suas cabeças em vasos sanitários e cresciam ouvindo serem "coisa ruim", o ser humano seguirá equivalente aos bárbaros que surravam e abandonavam suas crias nas cavernas.

Enquanto mulheres adoecerem por manipulações e maldades enviesadas de seus companheiros e forem surradas ou mortas por eles, o primata bárbaro que arrastava as fêmeas pelos cabelos será o recheio de alguém que imagina ser, mas não é, pessoa desses tempos.

Enquanto houver comunicações envenenadas pingando desprezo a pessoas que a cultura considera bonitas, ou de sucesso, ou ricas, ou respeitáveis, também aqui haverá preconceito, o qual assemelha-se à ignorância tosca dos bárbaros que buscavam matar a quem fosse menos boçal que eles próprios.

Parte 3

Enquanto pessoas idosas ficarem na miséria por seus parentes consumirem suas pensões e aposentadorias, ou enquanto velhos forem depositados em asilos como objetos descartáveis e inúteis, ou enquanto idosos se tornarem pessoas congeladas a quem não se olha nos olhos, não se ouve as palavras e nem se dialoga, o ser humano assemelha-se aos bárbaros que não sabiam usar palavras para comunicar memórias e sabedorias de vida, e abandonavam seus velhos nas montanhas.

Ainda não somos humanos, embora estejamos a caminho. O animal bárbaro ainda se debate. No entanto, hoje, vasta parcela de pessoas coloca o foco no coração e na sensibilidade em lugar de na força e na ambição desmesurada. São fiéis ao princípio básico que torna a pessoa fiel para consigo e para com os outros. Esse princípio, chamado honestidade, é o fundamento do verdadeiro humanismo. Com ele nascerá o novo homem, e a vida reverenciará, enfim, o ser humano enraizado em sua verdade interior.

Muitos que exercitam o Poder Absurdo, que só entendem o Amor Absurdo e ignoram a própria essência começam a procurar alguma extrema-unção para suas angústias, e vão percebendo em si alguma força e sensibilidade capaz de os pacificarem. Esquecendo o fel das invejas e vaidades, das ostentações e exibicionismos, vão descobrindo e entregando-se às contemplações da Natureza, à beleza e à serenidade postas pela vida ao nosso entendimento. E lentamente acham o reverberar das gratificações para além do ter, do parecer e do aparecer. Descobrem como para além da competição há mãos a dar, para além das invejas há ensinamentos a buscar e compartilhar, para além do desprezo aos diferentes ou menores há um humanismo salvador de dores não nossas. E, um dia, quando esse aprendiz de humano experimentar no coração a alegria plena do Sublime,

A maçã da rainha má

iniciará a trocar as cicatrizes de seus olhos por um olhar renascido.

Vivemos a hora da grande mudança. Os avanços da tecnologia e da ciência levaram-nos à encruzilhada: para um lado, o caos, para o outro, o homem desanimalizado irá se transformar no construtor de uma verdadeira humanidade.

O que falta para o homem do humanismo viver e emocionar a vida, ter atitude e dignificar a humanidade ante a um novo existir? A resposta, vimos nesta obra.

Esse novo homem não praticará o Poder Absurdo, porque estará sintonizado em seu Ser, saberá que a plenitude da vida corresponde a nela exercer seus dons e seu talento. Tal homem terá o Poder em seu interior. Não terá ambição de Poder Absurdo porque sabe a não valia do gosto pelo domínio, pelo despotismo, pela chefia orgulhosa e formadora de subordinados com mentes ocas e pensamento congelado. Quando algum Poder lhe for entregue, será o líder que dialoga, divide as preocupações e vitórias, e o grupo responderá porque não será uma tropa tocada com o rebenque das frases panfletárias, mas um grupo de seres plenamente humanos.

Esse novo homem não praticará o Amor Absurdo porque ele vive o Amor. E em sendo pessoa em estado de Amor, o maior cuidado de sua vida será nunca transgredir limites que ameacem sua honestidade. Pois ele nunca aceitaria fraturas em sua vida centrada na paz e na harmonia.

Ao ser seu Ser, o novo homem humano ouvirá a sabedoria do silêncio e sua vastidão alcançará a luz das estrelas, e com ela, selará a sua paz. Ao ser seu Ser, o novo homem humano saberá, nos burburinhos da vida, o escondido e o não dito, os feitiços mascarados e a pequenez coberta de grandeza. Tranquilo, caminhará no rastro de verdades e belezas dignas de sua liberdade interior.